AF299340

LES

EAUX THERMALES DU MONT-DORE

DANS

LEURS APPLICATIONS A LA THÉRAPEUTIQUE MÉDICALE

OUVRAGES DU MÊME AUTEUR

Des accidents qui peuvent survenir pendant le travail de l'accouchement et des moyens d'y remédier, Paris. 1840.

Du traitement de la pneumonie des vieillards par les émissions sanguines et le tartre stibié à haute dose. (*Gazette médicale de Paris*. Paris, 1841.)

Recherches botaniques, physiologiques et thérapeutiques sur la belladone et ses composés. (Mémoire présenté à la Société de médecine de Gand, novembre 1863.)

Sur une méthode sûre et rapide de guérir la cholérine des enfants. (Bulletins de la Société de médecine de Poitiers, 1855.)

Des convulsions des femmes en couches et de leur traitement. (Mémoire présenté à l'Académie impériale de médecine, séance du 9 novembre 1852. (*Bulletin de l'Académie de médecine*, 1852, t. XVIII, p. 184.) Ce mémoire a été l'objet d'un rapport de M. Depaul lu à l'Académie de médecine, le 3 janvier 1854. (*Bulletin de l'Académie de médecine*, t. XIX, p. 266.)

Mémoire sur une tumeur fongueuse sanguine du rectum siégeant à quinze centimètres au-dessus de l'anus opérée avec succès par la ligature. (Bulletin de l'Académie de médecine, séance du 28 mai 1850, Paris, 1850.)

Des ulcérations du col de la matrice, ouvrage couronné par l'Académie impériale de Toulouse (médaille d'or), séance du 10 mai 1855.

Mémoire sur une pierre formée de toute pièce dans l'intérieur du nez ayant fait croire à l'existence d'un cancer incurable, extraction de la pierre, guérison très-rapide. (Mémoires de la Société de chirurgie de Paris, 1854.)

Du traitement de quelques-unes des formes de l'érysipèle. (*Bulletin de thérapeutique*, Paris, 1852, t. XLII, p. 458.)

Observations des paralysies généralisées rebelles à toute espèce de traitement et ayant progressivement cédé sous l'influence des eaux du Mont-Dore. (Compte rendu de l'Académie des sciences, séance du 10 juin 1861.)

IMPRIMERIE L. TOINON ET Cᵉ, A SAINT-GERMAIN.

LES EAUX THERMALES

DU MONT-DORE

DANS LEURS APPLICATIONS

A LA

ʳRAPEUTIQUE MÉDICALE

PAR

Lᴱ DOCTEUR JULES MASCAREL

MÉDECIN CONSULTANT AUX EAUX DU MONT-DORE
EX-INTERNE LAURÉAT DES HOPITAUX DE PARIS
CIN EN CHEF DE L'HOPITAL DE CHATELLERAULT, MÉDECIN DES ÉPIDÉMIES
MEMBRE DU COMITÉ D'HYGIÈNE ET DE SALUBRITÉ PUBLIQUE
CORRESPONDANT DE LA SOCIÉTÉ DE CHIRURGIE DE PARIS, DE LA SOCIÉTÉ ANATOMIQUE
ET DE LA SOCIÉTÉ D'HYDROLOGIE MÉDICALE
DE PLUSIEURS SOCIÉTÉS FRANÇAISES ET ÉTRANGÈRES
LAURÉAT DE LA SOCIÉTÉ IMPÉRIALE DE MÉDECINE DE TOULOUSE
CHEVALIER DE LA LÉGION D'HONNEUR

PARIS

J.-B. BAILLIÈRE ᴇᴛ FILS

LIBRAIRES DE L'ACADÉMIE IMPÉRIALE DE MÉDECINE
rue Hautefeuille, 19, près le boulevard Saint-Germain

LONDRES	MADRID
HIPP. BAILLIÈRE	C. BAILLY-BAILLIÈRE

1869

Tous droits réservés.

DÉPOT LÉGAL
Seine & Oise
Nᵒ 202
1869

BIBLIOTHÈQUE IMPÉRIALE — IMP.

PRÉFACE

L'origine des eaux du Mont-Dore comme celle de
beaucoup d'autres sources se perd dans la nuit des
temps. Au commencement de ce siècle, en pratiquant
les fouilles nécessaires pour construire l'édifice qui
existe aujourd'hui, la pioche a mis à découvert une
énorme masse de matériaux dont un certain nombre
couvre encore l'une des places de la ville et qui attestent tant par leur forme, leur volume, leur variété et
leur nombre, combien devait être vaste et considérable l'édifice romain. Il y a plus, en prolongeant les
tranchées en contre-bas de l'ancien monument romain,
on a mis à découvert des piscines antérieures aux Romains, parfaitement bien conservées, construites en
poutres de sapin et dont le bois n'était nullement
altéré. Ces piscines remontaient au temps des Gaulois,

nous reviendrons plus loin sur ce sujet ; mais ce que nous voulons constater dès à présent, c'est qu'à toutes ces époques, avant comme après l'ère chrétienne, la tradition nous montre constamment ces eaux destinées au traitement des rhumatismes et spécialement *des maladies de poitrine*. Ainsi donc plus de deux mille ans attestent la spécialité d'action de ces eaux thermales. Il appartenait à un homme de génie, aussi bon administrateur qu'habile médecin, de rassembler tous les documents épars, et de reconstituer une histoire complète de ces thermes ; c'est ce qu'a accompli avec autant de bonheur que de talent Michel Bertrand, en publiant en 1812 la première édition de son ouvrage qui fut suivie d'une seconde édition en 1822.

Depuis cette époque aucun nouveau travail important n'a été publié, si ce n'est quelques brochures partielles, par les honorables médecins qui ont succédé à Michel Bertrand.

Mais en 1822 l'immortelle découverte de Laennec, l'auscultation et la percussion, était encore au berceau, et l'on conçoit tout de suite combien l'œuvre de Bertrand est loin de se trouver en rapport avec les exigences et les progrès scientifiques de notre époque. C'est en vue de pouvoir combler cette lacune que nous avons successivement rédigé divers mémoires qui ont paru dans les journaux de médecine.

Le livre que nous publions aujourd'hui, renferme les matériaux accumulés pendant dix années consécutives d'observation attentive passées aux sources même du Mont-Dore. Dans une PREMIÈRE PARTIE il comprend l'historique des eaux du Mont-Dore, leur composition chimique, des considérations générales sur l'action physiologique des eaux du Mont-Dore, une revue des divers moyens balnéatoires qui composent l'arsenal du Mont-Dore. Après avoir passé en revue les nombreux moyens qui sont mis à la disposition du médecin du Mont-Dore, je parle des effets qui se produisent soit qu'on les étudie sur l'homme sain, soit qu'on les considère sur l'homme malade. Dans un chapitre suivant je m'occupe de la durée du traitement, de l'influence de la saison et de l'abus des eaux, de l'époque la plus favorable pour se rendre au Mont-Dore ; des effets consécutifs du traitement, de l'utilité et de la non-utilité des eaux transportées.

Dans la SECONDE PARTIE je passe en revue les maladies de l'appareil respiratoire qui réclament plus spécialement l'emploi des eaux du Mont-Dore : *le coryza, l'otorrhée, la stomatite, l'angine tonsillaire, la pharyngite granuleuse, l'hypertrophie des amygdales, la laryngite chronique, l'aphonie, la bronchorrée, la trachéo-bronchite, le catarrhe pulmonaire chronique, la pleurésie, l'asthme* que nulle part on ne rencontre plus qu'aux thermes du Mont-Dore, *l'emphysème pulmonaire, l'hémoptysie essentielle.* Prenant ensuite *la phthisie pulmonaire* à tous les degrés, je la soumets au grand creuset de l'établissement hydrothermo-thérapique du Mont-Dore, heureux si je puis ébranler les doutes du lecteur sur la curabilité de cette maladie et provoquer de sa part un examen critique impartial et consciencieux.

Les derniers chapitres ont trait au *rhumatisme*, et à ses diverses manifestations, à la *goutte*, à la *gravelle* et aux *paralysies*. L'analogie de composition des eaux d'Ems, de Carlsbad, de Vichy et du Mont-Dore fait concevoir que les eaux du Mont-Dore, loin d'être opposées au traitement de la goutte, trouvent souvent leur application dans cette entité morbide. Nous nous estimerons heureux si ne succombant pas sous le poids de la tâche que nous entreprenons nous pouvons contribuer à sauver la vie d'un seul de nos semblables.

Les bains du Mont-Dore, 1ᵉʳ septembre 1868.

JULES MASCAREL.

EAUX THERMALES DU MONT-DORE

DANS

LEURS APPLICATIONS A LA THÉRAPEUTIQUE MÉDICALE

PREMIÈRE PARTIE

HISTORIQUE DES EAUX DU MONT-DORE — LEUR COMPOSITION CHIMIQUE.
CONSIDÉRATIONS GÉNÉRALES SUR LES EFFETS DE CES EAUX

CHAPITRE PREMIER

Considérations sur les eaux thermales en général. — Elles peuvent être groupées en quatre classes. — Coup d'œil sur la vallée du Mont-Dore; ses eaux, leurs propriétés physiques et chimiques; de leur action sur les corps extérieurs.

L'observation de chaque jour étend de plus en plus le champ d'application des eaux minérales, et, chaque jour aussi voit naître les découvertes de quelques nouvelles sources dans ce beau pays de France. L'on voit tout de suite l'embarras dans lequel vont se trouver et malades et médecins pour faire un choix au milieu de cette abondante richesse. Mais les progrès de la chimie, d'accord avec l'observation journalière des faits, permettent de les grouper en quatre grandes classes principales, savoir :

1re classe.	Eaux salines.
2e classe.	Eaux ferrugineuses.
3e classe.	Eaux alcalines.
4e classe.	Eaux sulfureuses.

Ces classes se subdivisent en chaudes ou froides suivant leur degré de température, et comportent un grand nombre de sous-divisions, suivant l'association ou la prédominance de tel ou tel élément. Nous ne nous occuperons ici que des eaux du Mont-Dore, groupe trop peu connu, appartenant à la grande classe des alcalines.

Les bains du Mont-Dore sont situés au centre de la France, au pied des plus hautes cimes des montagnes de l'Auvergne, au fond d'une vallée ouverte du sud au nord, à 1,052 mètres au-dessus du niveau de la mer ; la pression barométrique est de 666 millimètres ; la pression atmosphérique exercée sur 15,000 centimètres carrés, représentant le corps de l'homme, est de 13,440 kilog., tandis qu'au niveau de la mer, cette même pression est de 15,345 kilog., il y a donc au Mont-Dore une diminution de 1,905 kilog. Défendue au nord-est par les montagnes de l'Angle (1,750 mètres), et du sud-ouest par le pic du Capucin (1,479 mètres); la vallée est fermée, à l'extrémité sud, par le pic de *Sancy* (1,884 mètres). Si, à ce tableau, vous ajoutez un cadre, dont les contours irréguliers, échancrés et sinueux, on pourrait dire informes, sont constitués ici par des pics qui dominent les nues, par des roches à forme géométrique, des laves partout, des blocs de rocher ou de granit sans nombre, des cascades hautes, des cascades basses; là des sources limpides, des ruissaux de cristal qui se précipitent avec leur bruit accoutumé, la Dore et la Dogne, et bien vite la Dordogne, des ponts, des lacs, des restes de route romaine, partout enfin une végétation robuste, des prairies grasses et si vigoureuses, que la hauteur de l'herbe atteint celle des seigles; et puis, au milieu de tout ce paysage, çà et là, quelques débris de vieux et d'antiques manoirs, de véritables chaumières isolées ou groupées en hameaux, d'innombrables troupeaux de chèvres, de moutons et de vaches toutes bigarrées de taches blanches comme le cygne; des bergers agiles, des promeneurs de toute langue et de tous les pays, à pied, à cheval, en voiture ou en fauteuil.

Comme presque toutes les eaux minérales de quelque importance, ces bains furent fréquentés autrefois par les Romains, ainsi que l'attestent, non-seulement une foule de débris archéologiques retrouvés dans les fouilles qui furent faites de 1810 à 1817, pour construire l'édifice qui existe aujourd'hui, mais encore la découverte de bains de vapeur, de vastes et grandes piscines, avec un ensemble de constructions, dépassant en surface ce qui existe aujourd'hui. On croit généralement que ce fut sous le règne d'Auguste que ces premiers bains furent édifiés ; différentes pièces de monnaie et des bijoux, datant du règne de Vespasien, de Trajan, de Marc-Aurèle, semblent l'indiquer, car la tradition n'apprend presque rien à cet égard. Comment les bains romains ont-ils disparu ? c'est encore là un problème que nos archéologues modernes n'ont pu résoudre. L'opinion le plus généralement admise, est qu'ils furent détruits vers le ve siècle, dans l'invasion des Vandales, et plus tard, des Goths et des Visigoths, qui se précipitèrent sur l'Auvergne, en la couvrant de ruines et de décombres. La dénomination d'eaux du Mont-Dore apparaît pour là première fois, en 1605, dans un ouvrage publié par Jean Banc. Toujours est-il que ces thermes restèrent plongés dans l'oubli pendant euviron huit cents ans, et ce n'est qu'au commencement de ce siècle qu'on a pu, par les fouilles exécutées dans le but de construire ce qui existe aujourd'hui, qu'on a pu, dis-je, apprécier l'étendue et l'importance de ce grand établissement des Romains.

Les sources du Mont-Dore sont au nombre de huit, dont une froide et sept chaudes.

La source froide, dite fontaine *Sainte-Marguerite*, véritable eau de Seltz naturelle, est la plus élevée de toutes, elle est située à environ quarante mètres au-dessus des sources chaudes, et s'échappe parallèlement à la montagne de l'Angle, soulevée par un dégagement incessant d'acide carbonique. Elle est à peu près exclusivement réservée à refroidir et à préparer les bains tempérés. Sa température, d'après les dernières observations de M. Lefort, est de + 10 centig.

Des sept sources chaudes, l'une, la plus récemment découverte, sert plus spécialement pour l'eau dite transportée, c'est la source *Boyer*. Mais, de toutes ces sources, les plus importantes sont celles qui portent encore l'empreinte du passage de la main des Romains.

Voici d'abord la buvette actuelle, alimentée par la fontaine de la *Madeleine*, et dont la température native est de $+ 45°5$. Cette source présentait à son origine des tuyaux de plomb et des vestiges de travaux exécutés par les Romains; nous l'appelons source *Bertrand*. Elle sert à la fois pour la buvette et pour la préparation des bains qui se prennent dans les deux salles situées au rez-de-chaussée du grand établissement, et connues sous le nom de galerie du Nord avec douches, et galerie du Midi sans douches. Enfin, c'est encore avec l'eau de cette fontaine que sont alimentées les vastes salles du grand vaporarium du Mont-Dore et l'appareil pulvérisateur.

Mais la source la plus anciennement connue est celle dite de *César*, protégée par une voûte circulaire romaine construite en lave porphyrique. C'est en bouillonnant et en faisant entendre un bruit particulier qui s'entend, d'autant plus loin, que le temps est plus à l'orage, que l'eau s'échappe en traversant une masse porphyrique sous la forme de deux colonnes comme artésiennes, contiguës et parallèles. Perpendiculairement à la direction de celles-ci arrive, en se confondant avec elle dans la même grotte, la source dite *Caroline*, découverte pendant les travaux de restauration. Ces trois colonnes d'eau réunies constituent ce qu'on appelle le bain de César, dont la température est de $+ 45°$ centig., et qui fournit aux baignoires et aux appareils de la grande salle, ainsi qu'à une partie des piscines.

Puis, viennent les sources du grand bain, appelé encore bain *Saint-Jean*. Ici, ce ne sont plus, comme tout à l'heure, deux ou trois colonnes d'eau qui les composent, mais une multitude de filets de tout volume et degrés de chaleur différente, depuis $+ 20°$ ou $21°$ jusqu'à $50°$ centig.; ces filets sont projetés à la surface de ce sol de granit et de porphyre, en traversant les interstices et les anfractuosités que laissent entre eux les angles et les arêtes de cette multitude de prismes tassés les uns sur les autres. Tous ces jets d'eau semblent sortir d'une chaudière souterraine dont le couvercle présenterait de nombreuses crevasses ; c'est sur cette espèce de couvercle qu'ont été placées cinq baignoires en lave, convenablement espacées, et dans lesquelles ont été captés les divers griffons. Deux de ces cuves d'eau courante présentent une température constante de + 44° cent., et les trois autres + 41°. Nous verrons plus tard que c'est dans les bains du Pavillon que s'opèrent le plus de guérisons. Là existe, comme au bain de César, un grand dégagement d'acide carbonique, de gaz azote, d'oxygène et des appareils de douche pour chaque cabinet.

Enfin, la source *Rigny* et le bain *Ramond*, de + 42° 7 à + 44° 5, alimentent les grandes piscines situées à la partie centrale du rez-de-chaussée.

Les eaux du Mont-Dore ont été examinées par tous les temps de sécheresse, de pluie, de froid ou de chaleur, leur volume est toujours resté invariable. Seulement, ainsi que nous l'avons déjà fait observer, lorsqu'il existe une grande quantité d'électricité dans l'air, comme cela arrive à l'approche des orages, le bruit que fait entendre le bain de César augmente, ce qui paraît dû à un plus grand dégagement d'acide carbonique et de gaz azote.

Ces eaux sont limpides, inodores et très-transparentes, quoique ayant l'aspect un peu gras, et se recouvrant, par le refroidissement, d'une très-mince couche nacrée et irisée, qui paraît être produite par de la silice extrêmement divisée. Leur saveur est légèrement acidule, puis salée, et laisse dans la bouche un arrière-goût d'encre très-prononcé ; elles sont plus denses que l'eau distillée, cette densité varie de 1,0012, Madeleine, à 1,0013, César. Considérées au point de vue chimique, voici les résultats des analyses auxquelles s'est livré M. Lefort pendant son séjour au Mont-Dore, au mois d'août 1861. Ce savant investigateur ne s'est pas borné à analyser les sources à leur point d'émergence, mais ses recherches ont été attentivement dirigées sur la composition intime des vapeurs recueillies, soit dans les étuves, soit dans les salles du vaporarium, soit dans la pulvérisation ; et, pour ce qui a trait aux vapeurs des salles d'inhalation, disons tout de suite que l'analyse a retrouvé dans ces vapeurs, sinon la totalité, du moins la plus grande partie des principes minéraux de l'eau elle-même. (Voyez *Annales de la Société d'Hydrologie médicale de Paris*, tome VIII, p. 514.)

Bertrand est le premier qui ait déterminé avec soin le débit des sources :

	LITRES par minute (Bertrand)	LITRES par 24 heures (Bertrand)	TEMPÉRATURE (Lefort)	RÉSIDU par litre (Lefort)	ACIDE CARBONIQUE	
					en volume	en poids
Source de la Madeleine....	100	144,000	45° 0	1,408	506	1,0023
— de César et Caroline.	84	120,960	43° 1	1,388	630	1,2482
— du Pavillon.	38	54,720	44° 0	1,404	520	1,0303
— de Ramond.	13	18,720	42° 4	1,378	565	1,1194
— de Rigny...	12	17,280	43° 5	1,396	562	1,0135
	247	355,580				

L'établissement dispose de 390 mètres cubes d'eau minérale thermale et de 28,800 mètres cubes d'eau froide fournie par la source Sainte-Marguerite.

Nous résumons dans le tableau suivant le résultat des analyses entreprises par M. Lefort en août 1861.

TABLEAU

Comprenant les proportions des acides et des bases contenus dans un litre d'eau des sources principales du Mont-Dore.

	SOURCE de la Madeleine	SOURCE du Pavillon no 5	SOURCE Rigny	SOURCE César	SOURCE Ramond
	gr.	gr.	gr.	gr.	gr.
Acide carbonique...	1,0023	1,0303	1,0135	1,2482	1,1194
— chlorhydrique	0,2286	0,2252	0,2233	0,2226	0,2217
— iodhydrique.. — fluorhydrique.	traces	traces	traces	traces	traces
— sulfurique....	0,0439	0,0439	0,0422	0,0425	0,0414
A reporter.....	1,2748	1,2994	1,2790	1,5133	1,3825

	SOURCE de la Madeleine	SOURCE du Pavillon nº 5	SOURCE Rigny	SOURCE Cesar	SOURCE Ramond
	gr.	gr.	gr.	gr.	gr.
Report.....	1,2748	1,2994	1,2790	1,5133	1,3825
Acide arsénique. ...	0,00062	0,06062	0,00062	0,00062	0,00062
— silicique.....	0,1654	0,1686	0,1653	0,1552	0,1550
— borique......	traces	traces	traces	traces	traces
Soude.	0,4517	0,4502	0,4473	0,4494	0,4441
Polasse.	0,0161	0,0160	0,0125	0,0117	0,0111
Oxyde de rubidium et de cœsium....... Lithine.	indices	indices	indices	indices	indices
Chaux.	0,1279	0,1243	0,1215	0,1195	0,1069
Magnésie.	0,0561	0,0535	0,0519	0,0533	0,0536
Alumine.	0,0112	0,0094	0,0101	0,0085	0,0065
Oxyde de fer	0,0092	0,0103	0,0111	0,0115	0,0141
— de manganèse	indices	indices	indices	indices	indices
Matière organique bitumineuse........	traces	traces	traces	traces	traces
	2,11302	2,13252	2,10212	2,32032	2,17442

Quelles que soient la perfection et la précision apportées aux moyens d'analyse des eaux thermales, nous sommes loin encore de connaître la composition intime des sources travaillées dans les grands laboratoires de la nature, et, ce qui le prouve, c'est que chaque analyse nouvelle, répétée de temps à autre, décèle de nouveaux principes jusque-là demeurés inconnus. Ainsi, pour ce qui est des eaux du Mont-Dore, ce n'est qu'en 1848 que MM. Chevallier et Gobley découvrirent la présence de l'arsenic dans les sources de la Madeleine, découverte qui fut confirmée en 1852 par M. Bertrand fils et un an plus tard par feu M. le baron Thénard.

Ce dernier chimiste, qui était venu lui-même pour rétablir sa santé au Mont-Dore, y utilisa son temps et constata par l'analyse 0 gr. 0172 d'arsenic par litre.

Les eaux minérales constituent un médicament polypharmaque, sinon complétement réfractaire à l'analyse de quelques-uns de ses principes constituants, du moins produisant sur l'organisme des effets quelquefois tout à fait contraires.

malgré l'analogie de composition, de pesanteur spécifique et de caloricité. Aussi devons-nous moins nous attacher aux parties qu'au tout, et c'est aux actions physiologiques et thérapeutiques exercées par ce tout sur l'homme, que nous devons principalement arrêter notre attention.

Avant d'aborder l'étude de l'action physiologique de ces eaux, ce qui fera l'objet du chapitre suivant, disons un mot de leurs effets sur les matières inorganiques. Cette eau ramollit le cuir d'abord et finit ensuite par le rendre extrêmement cassant; c'est un fait qui n'a point échappé aux nombreux gens de service que leurs fonctions appellent dans les salles et cabinets de douches, et, ce qui n'est pas moins remarquable, c'est que cette eau, qui brille par sa limpidité et sa transparence, tache les peignoirs de linge et de lainage en jaune, de telle sorte qu'à la fin d'une saison, on dirait que ces vêtements auraient été passés dans une décoction de curcuma ; l'or, l'argent et les bijoux n'échappent point à cette coloration, à moins que chaque jour on ne les soumette à un lavage à l'eau de savon. Cette coloration n'est pas due à autre chose qu'à des dépôts de rouille mélangés de silice. Un thermomètre, dont l'échelle graduée avait été construite en aluminium, a été tellement corrodé qu'au bout d'une saison il nous a été impossible de nous en servir.

CHAPITRE II

Action physiologique des eaux du Mont-Dore. — Des divers moyens balnéatoires.

Ainsi que nous l'avons déjà dit, on se tromperait étrangement si de la composition chimique d'une eau minérale, on concluait à la similitude d'action de toutes les eaux de la même catégorie. Il n'est pas besoin d'aller chercher bien loin un exemple à l'appui de cette proposition. Considérons seulement les eaux du bassin de l'Allier, Néris, Bourbon-l'Archambau et Vichy, qui, comme celles de l'Auvergne, appartiennent à la grande classe des alcalines. Or, tandis que les unes s'attaquent aux maladies nerveuses, à celles des articulations, aux rhumatismes, voilà Vichy qui choisit pour champ de son action la plus grande des trois cavités splanchniques. Voilà le foie, la rate, les reins, la vessie et tout le tube intestinal avec ses glandes salivaires, pancréatiques ou ganglionnaires avec l'utérus et ses annexes, qui attendent de Vichy des secours efficaces, curatifs ou conservateurs. Le Mont-Dore, dont la situation géographique est à peu près la même que celle de Vichy, mais qui, topographiquement, est beaucoup plus élevé, s'adresse aussi à une région du corps plus élevée que la précédente. La cavité thoracique, ou, pour mieux dire, la plus grande partie des organes situés au-dessus du diaphragme, voilà le théâtre de ses actions chimiques, physiques, physiologiques et thérapeutiques. Voilà un premier point de départ qu'il ne faut pas perdre de vue et qui fixe de suite dans notre esprit, et en les simplifiant, les indications qui nous sont révélées par l'exploration attentive de nos malades. Ainsi, nous nous garderons bien d'envoyer un calculeux au Mont-Dore ou un tuberculeux à Vichy. Si il n'y avait pas de danger pour le premier, car il est incontestable que l'eau de Vichy lui serait bien préférable, il y en aurait beaucoup pour le second; nous comprendrons d'autant mieux ce lieu d'élection pour telle ou telle médication, que nous pénétrerons plus avant dans l'histoire des eaux du Mont-Dore. Étudions leurs effets physiologiques, et posons-nous cette première question : Qu'arrive-t-il au baigneur soumis à l'action des eaux thermales du Mont-Dore?

Cette action doit nécessairement varier suivant la durée du traitement, les doses d'eau prises à l'intérieur, et suivant le plus ou moins grand nombre d'organes ou de surfaces mis en contact avec les eaux. Faisons préalablement une revue des divers moyens balnéatoires qui composent l'arsenal du Mont-Dore.

1° *L'eau administrée sous forme de boisson.* — Tandis qu'à Néris on boit peu ou point, qu'à Pougues, qu'à Contrexéville, qu'à Vichy, on boit beaucoup, au Mont-Dore, la dose moyenne est de trois à quatre verres par jour, quelquefois moins, deux ou trois quarts de verre, plus rarement davantage cinq ou six verres. Chaque verre représente environ un quart de litre ; le plus ordinairement l'eau est prise pure et à la source, le matin à jeun et par fractions séparées et graduées par le médecin ; dans quelques cas on en donne le soir, mais jamais on n'obtient les mêmes effets que lorsque l'eau est prise le matin avant le repas. Suivant les indications, on additionne l'eau soit d'une petite infusion de tilleul, de mélisse ou de camo-mille, ou mieux de lait de chèvre ou de vache; tantôt c'est du sirop de gomme, de guimauve ou de capillaire qui sert à édul-corer la boisson; mais on ne doit pas oublier que l'eau doit toujours être prise sans aucun mélange toutes les fois que rien ne s'y oppose.

2° *L'eau administrée sous forme de gargarismes et d'injections.* — Après la boisson, vient l'emploi de l'eau par le reniflement, en *gargarisme,* en *injection* auriculaire, vaginale ou rectale, selon que l'on veut modifier telle ou telle cavité, telle ou telle surface, atteinte soit de phlegmasie aiguë ou chronique, avec ou sans sécrétion morbide. Les diverses opérations sont ré-pétées une ou plusieurs fois par jour, suivant l'appréciation du médecin.

3° *Aspiration de vapeur.* — Si l'on consulte la plupart des malades qui ont seulement passé une saison à nos thermes, tous ou presque tous vous diront : « De tous les moyens em-ployés au Mont-Dore, ce sont les vapeurs qui nous ont fait le plus de bien. » Parce qu'en effet les maladies de l'appareil res-piratoire affluent dans cette station, et que les effets du *vapo-rarium* se produisent immédiatement et sur place dans un très-grand nombre de cas. Aux uns, nous prescrivons les va-peurs chauffées, aux autres, les vapeurs résultant de la pulvé-risation de l'eau naturelle, c'est-à-dire telle qu'elle sort de la source. Celui-ci ne doit séjourner dans telle ou telle salle que quinze à vingt minutes, celui-là une heure, et rarement plus. Dans chaque vaporarium se trouvent deux salles communiquant

ensemble : une grande où viennent s'ouvrir un et deux généra-
teurs, une petite où l'on ne trouve plus que de la vapeur provenant de la grande salle. Des vasistas, convenablement disposés et communiquant avec l'air extérieur, permettent de
tempérer la chaleur, qui, sans cela et surtout par les temps
d'orage, pourrait devenir excessive. Certains malades doivent
marcher et parler dans la salle, d'autres doivent garder le
silence et s'asseoir sur des chaises. Le rhumatisé, l'aphonique
sans complication se trouvent bien de séjourner près du gé-
nérateur qui pourrait devenir mortel pour l'hémoptysique.

Comme dépendantes du vaporarium, mais produisant des
effets bien opposés et pour ainsi dire très-violents, se trouvent
les douches de vapeur. Ce sont des cabinets ou étuves humides
séparées les unes des autres, où on ne place qu'un malade à
la fois. Chaque cabinet est muni d'un appareil à douches, dont
le tube recourbé et mobile, avec robinet, communique avec la
chaudière à vapeur. Le baigneur, dépouillé de ses vêtements
en totalité ou en partie, et convenablement disposé sur un
siége approprié, reçoit à une distance déterminée un jet de
vapeur continu ou intermittent. Le séjour varie de cinq à huit,
douze ou quinze minutes au plus ; c'est là que la névralgie su-
perficielle ou profonde, l'arthrite rhumatismale ou la sciatique
sont héroïquement combattues. Mais qu'on n'aille pas croire
que ces bains soient d'invention moderne. Les Romains encore
nous ont précédés dans cette voie, comme l'attestent les ruines
de leurs grands établissements. Leurs bains de vapeur étaient
en tout semblables à ceux que le docteur Socquet a vus à Aix
et qu'il décrit de la manière suivante : « Toute la maçonnerie
de cette partie repose sur une voûte plate, soutenue par plusieurs rangs de petites colonnes bien alignées entre elles et à
peine distantes d'un quart de mètre sur un demi-mètre d'élévation... Ces petites colonnes sont faites avec des briques parfaitement circulaires, d'un quart de mètre de diamètre, posées
de plat les unes sur les autres, avec une mince couche de ciment entre chaque paire. Ces piles en briques sont supportées
par un sol bien uni, recouvert d'une couche de ciment romain

épaisse de deux centimètres, sur laquelle est établi un carrelage très-propre de briques ayant l'épaisseur de deux centimètres à peu près. Chaque colonne est terminée par une brique carrée très-large, sur laquelle repose une seconde, de même forme, mais beaucoup plus large encore, ayant à peu près un mètre de diamètre en tous sens. Celles-ci soutiennent un plancher formé de briques de même dimension, bien ajustées bord à bord; le centre des murs qui forment les parois des petits côtés de quelques-uns de ces bassins est garni de tuyaux carrés faits de briques. L'ouverture inférieure de ces tuyaux s'ouvre au-dessous de la voûte et communique avec l'atmosphère qui circule entre les piliers. » Des aqueducs convenablement pratiqués, et dont il reste encore aujourd'hui de nombreuses traces sous les maisons du Mont-Dore, amenaient l'eau ou la vapeur dans les réservoirs.

4° *Les bains.* — Ceux-ci se divisent en bains partiels ou généraux. Parmi les premiers, figurent au premier rang, les pédiluves pris dans les sources mêmes. Les uns sont prescrits le matin, les autres le soir; quelques malades en prennent à la fois le matin, à la fin du principal service, et le soir avant le dîner; leur durée est de 6 à 8 minutes; une courte promenade à pied est de rigueur, immédiatement après la sortie du pédiluve.

Parmi les bains, les uns sont à température variable, les autres à thermalité fixe. Ces derniers sont ceux qui sont pris dans le *Pavillon* et connus sous le nom de bains Saint-Jean. Là on donne des tiers, des demi ou des bains entiers, suivant les indications et les effets qu'on cherche à obtenir; ici nous avons 41° de température, là 44°; ajoutez à cela une atmosphère plus ou moins chargée d'acide carbonique, de gaz azote, d'oxygène, et vous comprendrez de suite la puissance d'action de ces moyens balnéaires qui ne se rencontrent dans aucun établissement d'Europe. Si ces bains sont puissants, ce qui est incontestable, ils sont par cela même fort dangereux, et les malades doivent y être suivis du médecin et gardés pour ainsi dire à vue. Les malades n'entrent dans ces cuves que lentement et

avec un sentiment d'effroi et d'horripilation générale, augmenté
encore par l'aspect sombre et presque sépulcral que l'archi-
tecte a donné à ces cabinets spéciaux ; mais bientôt il y éprouve
un tel sentiment de bien-être, une telle propension à un sommeil trompeur, que c'est à grand'peine qu'on le décide à en
sortir, enivré qu'il est sous la double influence de la chaleur et
des gaz qui s'en échappent ; mais malheur à celui qui prolon-
gerait son séjour au delà des limites déterminées par le médecin ! Et plus d'une fois nous avons vu de ces indociles baigneurs ne pas se trouver mal pendant tout le temps de
l'immersion, mais tomber aussitôt en syncope dans les bras de
l'agent de service, lorsqu'ils avaient la surface du corps
exposée à l'air libre immédiatement à leur sortie du bain. Aussi
des flacons d'essences, des éthers, de l'alcali, etc., sont-ils
toujours là à la disposition du médecin pour secourir les témé·
raires et les imprudents.

A côté de ces cuves, et toujours au Pavillon, se trouvent
d'autres cabinets où la température des baignoires peut être
graduée ; et, ce qui est fort précieux pour certains états morbides, c'est que ce sont comme autant de bains-marie, attendu
que chaque baignoire, dans la plus grande partie de sa surface
extérieure, plonge dans l'eau thermale naturelle, ce qui rend
impossible le refroidissement du bain.

5° *Les douches.* — Parmi les éléments de succès acquis à l'éta-
·blissement du Mont-Dore, la manière dont les appareils de
douche ont été aménagés, ont incontestablement contribué à
cette grande réputation. C'est qu'en effet toutes les baignoires
de la grande salle, dont la vaste capacité contraste avec l'exi-
guïté de celles qu'on établit aujourd'hui, sont munies d'appareils mobiles qui permettent de donner des douches ascen-
dantes ou descendantes à piston, en arrosoir simple ou composé, et sur lesquels peuvent s'ajuster de longs tuyaux en
caoutchouc vulcanisé, soit pour les douches sous-marines, soit
pour celles qui sont destinées à l'une ou l'autre des ouvertures
naturelles ; ce qui permet au malade d'être douché et baigné
sans changer de place. La hauteur des douches varie de deux

mètres et demi à six mètres ou dix-huit mètres de chute ; elles acquièrent encore une bien plus grande force dans la salle des piscines et dans la galerie du Nord, où récemment des appareils de même nature viennent d'être organisés. Nous ne nous étendrons point ici sur les effets de ces puissants moyens de révulsion qui ne diffèrent en rien de ceux des autres établissements ; ils seront d'ailleurs l'objet de notre examen quand nous aborderons la partie pathologique.

CHAPITRE III

Qu'arrive-t-il au baigneur soumis à l'action des eaux thermales du Mont-Dore ? — Effets variables suivant l'état de santé ou de maladie. — Phénomènes locaux, phénomènes généraux. — État du baigneur à la sortie du bain. — Précautions particulières. — Effets consécutifs. — De l'influence des âges et des tempéraments. — De l'angine thermale. — Expériences électriques de M. Scoutetten.

Après avoir passé en revue les moyens qui sont mis à la disposition du médecin du Mont-Dore, et nous avons vu que ces moyens sont nombreux, il nous reste à parler des effets qui se produisent, soit qu'on les étudie sur l'homme sain, soit qu'on les considère sur l'homme malade. Et d'abord, il est un point sur lequel il importe d'appeler l'attention, c'est que dans cette étude l'on doit tenir le plus grand compte de la nature du tempérament, en même temps que de l'état diathésique du sujet.

Ainsi, l'homme à constitution apoplectique, très-obèse, très-sanguin, supportera malaisément la médication thermale du Mont-Dore. Pour lui, il faudra peu ou point de bains, à moins que ces derniers ne soient très-tempérés ; le vaporarium lui sera interdit, tandis qu'il s'accommodera parfaitement de l'eau poudroyée ; le bain de pieds transporté sera préférable à celui pris dans les sources, à moins qu'il ne soit donné dans les baignoires dites à bain marie, et que le baigneur soit seul. La boisson ne sera permise qu'à dose réfractée et progressive, mais lentement et très-lentement; il en sera de même pour le nerveux, l'exclusivement nerveux; hors de ces deux cas, tous les autres tempéraments, le bilieux, le lymphatique et toutes les associations qui constituent les tempéraments mixtes, supporteront parfaitement les diverses pratiques thermales, qui seront simples ou composées, tant d'après la nature des états organopathiques et diathésiques, que d'après l'expérience et la sagacité du médecin traitant.

L'âge doit être pris également en sérieuse considération. Nous ne proposerons les bains *Saint-Jean* ni aux jeunes enfants, ni aux octogénaires; les septuagénaires demanderont déjà une très-grande attention; dans les circonstances où la douche sera indiquée, celle-ci sera donnée d'une durée moitié moindre que pour un adulte, et encore faudra-t-il surveiller et la forme et son intensité.

Nous nous sommes suffisamment étendu, déjà, sur les propriétés physiques et chimiques de l'eau, pour qu'il soit inutile d'y revenir ici. Injectée ou reniflée de manière à traverser la totalité des fosses nasales, elle y produit un état d'excitation particulière, qui se traduit par une titillation, une sorte de chatouillement qui va jusqu'à l'éternument, et plus souvent au larmoiement. L'opération est-elle répétée deux ou trois fois dans la journée et plusieurs jours de suite, on voit alors se développer très-souvent un vérita- ble coryza thermo-minéral. Que si la membrane pituitaire est déjà tuméfiée, boursouflée et chroniquement enflammée, la facilité avec laquelle le traitement topique et général fait disparaître cette phlogose, lorsque, bien entendu, elle est de nature essentielle et non spécifique, est véritablement quelque chose de merveilleux; c'est ce dont il vous sera facile de vous convaincre, lorsque je parlerai d'un certain nombre de faits pour lesquels il n'y a pas place au doute. C'est une véritable action substitutive que nous allons voir se reproduire dans les études que nous poursuivons, et remarquez bien que la disparition de cet enchifrènement, quelle qu'en soit la rapidité, n'est

pas seulement momentanée, mais parfaitement durable; c'est
pour rnousun fait devenu maintenant vulgaire, pourvu, et
nous insistons sur ce point, qu'il n'y ait ni spécificité dans la
nature du mal, ni prédisposition morbide outrée; encore,
dans ces dernières, si une campagne demeure insuffisante,
non pas pour guérir, mais pour empêcher le retour, une
seconde en triomphe facilement.

Telle nous venons de voir l'action excitatrice de l'eau du
Mont-Dore sur la membrane pituitaire, telle nous allons la
retrouver sur la muqueuse palato-pharyngienne. Après l'usage
de quelques gargarismes, de quelques jours de boisson, vous
allez créer de toute pièce, sur un certain nombre de sujets,
qu'ils soient sains, qu'ils soient malades, une véritable angine
thermo-minérale, que vous reconnaîtrez aux caractères suivants : c'est ordinairement vers le milieu et quelquefois tout à
fait à la fin du traitement, que se développe cette phlegmasie
artificielle; le sujet qui en est atteint éprouve dans la gorge
un sentiment de constriction, de chaleur, de picotement,
qu'augmente encore le passage des boissons chaudes et surtout froides, ainsi que celui des aliments; cette sensation plus
ou moins vive, nous dirons même très-vive chez certains malades, passe inaperçue chez d'autres, et si alors vous explorez
la gorge avec un abaisse-langue et en vous plaçant au-devant
d'une fenêtre bien éclairée, vous constatez sur toute la portion du palais, de la luette, des piliers et de l'excavation
amygdalienne une rougeur intense qui tranche par sa couleur
sur le reste de la muqueuse palatine, rougeur du fond de
laquelle se détache un pointillé très-finement injecté, de couleur framboisée, et qui donne à toutes ces parties un aspect
petit-chagrin : dans quelques cas, l'injection capillaire est
tellement prononcée, qu'on dirait un véritable lacis variqueux;
la ligne de démarcation sur la route palatine est souvent franchement dessinée, dans d'autres cas la nuance. se perd par
degrés insensibles, jusqu'à occuper toute la moitié postérieure
de la voûte palatine. Que si, portant attentivement vos regards,
d'abord sur la ligne médiane de la surface antérieure du

pharynx, puis, sur l'un et l'autre côté de cette ligne médiane, partout vous trouverez la teinte framboisée, mais plus vive à mesure que vous examinerez plus profondément; quant au pointillé, il n'est pas possible d'en saisir de traces. La luette est toujours plus ou moins relâchée et gonflée, et quelquefois un véritable œdème occupe la duplicature de la membrane muqueuse. Dans certains cas il n'y a pas de fièvre; dans d'autres, les malades se plaignent d'un frisson trop peu intense pour appeler l'attention, frisson dont on trouve la clef si l'on prend soin de faire ouvrir la bouche du malade et de rechercher l'angine.

L'angine thermale abandonnée à elle-même disparaît du huitième au douzième jour; si, au contraire, on insiste sur le gargarisme, on peut en prolonger davantage la durée et amener une véritable exsudation de sang vif dans cette région. Dans tous les cas, elle n'offre absolument aucune gravité.

Prise en boisson, l'eau détermine d'abord une douce chaleur à l'estomac, qui se répand bientôt dans les entrailles, et active les fonctions de la digestion, pourvu qu'il n'y ait pas tendance à l'embarras gastrique, car dans ce dernier cas on l'augmente, et voilà pourquoi c'est quelquefois une bonne pratique que de purger les malades, soit avant leur départ pour les eaux, soit immédiatement à leur arrivée, lorsqu'existe cette complication. Les sécrétions salivaires buccales et pharyngées sont dimi-nuées, épaissies, d'où naît la soif dont presque tous les ma-lades se plaignent pendant les premiers jours de traitement; huit fois sur dix il y a de la constipation, les fécès sont noir-cies, ce qui est dû à la présence du fer, et les urines deviennent rouges et très-chargées.

Du côté des facultés intellectuelles, on remarque une cer-taine torpeur, un impérieux besoin de sommeil, surtout après les repas, sommeil contre lequel il faut lutter. Les fonctions de la peau commencent à se réveiller, ainsi que l'indique l'appa-rition inaccoutumée des sueurs; mais, si le buveur suit en même temps les autres pratiques du traitement thermal, alors, il s'établit vers la peau un immense mouvement sur lequel nous allons revenir. Le pouls lui-même prend une certaine accélé-ration sous l'influence de la boisson du matin; mais cette accélération acquiert son maximum d'intensité pendant l'immersion dans les cuves. C'est alors, dit M. Bertrand, qu'on éprouve une chaleur mordicante sur toute la surface du corps, une sorte de spasme, d'anxiété, de difficulté de respirer et de perturbation générale qui, pendant les premiers moments, vous empêchent d'y rester; le baigneur s'enfonce, il ressort; et enfin, après ces mouvements continués pendant quelques secondes, non-seulement il supporte le milieu dans lequel il se trouve plongé, mais il demande à y prolonger son séjour. Les premiers instants de l'immersion complète, dit encore le doc-teur Bertrand, sont marqués par un resserrement auquel le pouls participe. Mais bientôt il devient large et fréquent, la respiration est précipitée, la figure se colore et se couvre de sueurs; la peau prend plus de densité; plus tard les artères battent avec force, et ordinairement à la quinzième minute, le pouls n'a guère moins de cent pulsations.

Au sortir du bain, le malade est essuyé vivement avec du linge bien chaud; un peignoir en molleton de laine, de grands bas de même nature, ou mieux un pantalon à pied, une coif-fure et un pardessus quelconque, complètent le vêtement avec lequel le malade est reporté dans une chaise fermée pour se coucher dans un lit préparé et bien bassiné.

A l'excitation, à la vive chaleur produite tant par l'acide car-bonique que par les principes salins de l'eau minérale, suc-cèdent une chaleur douce à la peau, un sentiment de bien-être avec moiteur sur tout le corps et un besoin de repos dans lequel on se complaît. Une certaine quantité d'eau bue avant et immédiatement après la sortie du bain favorise encore cette action. La plus vive excitation est produite; il semble que tous les fluides de l'économie se portent du centre à la circonférence. La peau, en effet, est tendue, comme gonflée et injectée; les follicules sudoripares et les sébacées, dont les orifices ont été plus ou moins obstrués par ces plaques ter-reuses si fréquentes dans les maladies de long cours, se réveillent et versent à la surface de la peau, les unes la sueur, les autres cette matière onctueuse, toutes deux si propres à entretenir la liberté des fonctions de la vie animale. Par contre, les glandes et les appareils sécréteurs de l'intérieur de l'économie fonctionnent moins ; ainsi, on remarque une plus grande aridité dans la sécrétion des larmes et celles des follicules de *Meibomius* ; les blépharites catarrhales ou glandulaires disparaissent; les otorrhées diminuent ; les humeurs de la pituitaire sont épaissies ; la soif, dont nous avons déjà parlé, augmente encore jusqu'au cinquième jour et se prolonge quelquefois pendant toute la durée du traitement. Chez les femmes, les flueurs blanches ne tardent pas à disparaître, la menstruation provoquée est devancée de quatre, cinq ou sept jours, à moins d'anémie ou de chloro-anémie, cas dans lesquels elle est retardée, les douleurs qui accompagnent si souvent l'exercice de cet acte disparaissent, et chez l'un et l'autre sexe les fonctions du sixième sens sont stimulées.

Mais de toutes les membranes tégumentaires il n'en est pas de plus vivement impressionnées que celle des bronches.

L'espèce d'aridité que nous avons signalée dans la cavité buccale et dans l'arrière-gorge s'étend dans le larynx et la trachée-artère, et c'est sans doute en densifiant, en tonifiant et la muqueuse et les cordes vocales, que le traitement ramène la voix alors qu'on la croyait perdue pour toujours. Mais cette sécheresse est promptement combattue, ou n'existe pas pour ceux qui suivent le traitement des inhalations. Celles-ci rendent non-seulement l'expectoration plus facile et plus abondante d'abord, mais opèrent sur les crachats une sorte de transformation. D'épais, d'opaques qu'ils étaient, ils deviennent plus clairs, plus aérés et diminuent bientôt de quantité pour cesser quelquefois complétement quand la maladie n'est pas de date trop ancienne.

Sous l'influence de ce traitement, un grand mouvement d'humeur s'établit de la peau interne à la peau *externe*, du centre à la circonférence : les circulations artérielle, veineuse et lymphatique, poussées par une sorte de force centrifuge, viennent ainsi s'épanouir dans l'inextricable réseau des capillaires de la peau; de là, le ton, la densité, le gonflement, la propreté, l'excitabilité, la chaleur, l'onctuosité, la rougeur, la rubéfaction même de cette membrane ; joignez à cela la soif et cette accélération du pouls élevée à la plus haute puissance pendant l'immersion dans les cuves, car nous avons vu le pouls s'élever jusqu'à 130 pulsations, et alors vous aurez tous les symptômes de la fièvre inflammatoire. Semblable en cela à la fièvre quinique produite par des doses massées de sulfate de quinine, comme cette dernière, la fièvre thermo-minérale a une durée très-éphémère. Aussi, aux quelques minutes de crispation, d'anxiété et d'oppression, succède rapidement un sentiment de bien-être qui vous pousse mollement vers un sommeil bienfaisant et réparateur. Les forces physiques et morales se raniment; l'appétit naguère si engourdi, se réveille, et c'est avec un sentiment de bonheur que le tintement de la cloche vous avertit qu'une table convenablement servie vous attend. La spécialité d'action de ces eaux dans la phthisie pulmonaire paraît due à la présence de l'arsenic, ainsi que l'attestent un grand nombre de travaux entrepris sur les effets des préparations arsenicales, travaux qui viennent de recevoir une nouvelle consécration par les recherches récentes du docteur Moutard Martin (voir *Bulletins de l'Académie de médecine*, séance du 3 novembre 1868, rapport de M. Hérard).

De l'électricité dans les eaux thermales et en particulier dans celles du Mont-Dore. Dans une note présentée à l'Académie des sciences et à l'Académie de médecine (séances des 17 et 18 juillet 1865) un infatigable observateur, le professeur Scoutetten (de Metz), a cherché à établir que les effets généraux des eaux thermales sont dus en grande partie à des effets électriques engendrés eux-mêmes par les nombreuses actions chimiques qui se produisent au moment où ces sources émanent de la terre. Elles sont, dit-il, à l'état dynamique, tandis que les eaux de rivières, au contraire, sont à l'état statique (1). Nous avons, ainsi que tous les médecins du Mont-Dore, assisté à une série d'expériences entreprises p ar M. Scoutetten pendant les vingt-deux jours qu'il est resté dans cette localité.

Ces expériences ont démontré : 1° que les électrodes en platine, mis dans l'eau commune contenue dans un vase en verre ou en porcelaine, ne recueillaient aucune trace de l'électricité dynamique, et que l'aiguille du galvanomètre Nobili restait immobile ; 2° que la même expérience répétée avec de l'eau minérale, déterminait à l'instant une déviation considérable de l'aiguille; 3° la même eau minérale a été examinée de la même manière, à des époques plus ou moins éloignées du puisement à la source et à des degrés différents de température. Ces recherches ont constaté que l'élévation de température augmente sensiblement les manifestations électriques ; que celles-ci faiblissent, au contraire, à mesure qu'on s'éloigne de l'époque de l'émergence, phénomène qui s'explique naturellement par la diminution, puis par la cessation des actions chimiques. Une autre expérience a constaté que l'immersion d'une partie du corps seulement dans l'eau minérale suffit pour déterminer instantanément des phénomènes électriques que la déviation de l'aiguille rend manifestes ; ce fait important explique l'excitation produite par les eaux minérales, excitation qui va quelquefois jusqu'au développement de la fièvre. C'est cette action électrique qui, en relevant l'organisme affaibli, guérit les maladies en apparence fort différentes mais qui, dans la réalité, ne sont que l'expression locale d'un état morbide général.

Plusieurs expériences ont été faites avec un électroscope à feuilles d'or, pour démontrer que l'électricité statique n'existe pas dans les eaux minérales, ce qui a été parfaitement constaté. Enfin l'eau minérale a été coupée avec du lait et du sirop; et il a été reconnu que ce mélange affaiblit sensiblement ses propriétés actives.

(1) Scoutetten, *De l'électricité considérée comme cause principale de l'action des eaux minérales sur l'organisme*, Paris, 1864.

Voici d'ailleurs le relevé de ces expériences :

Une expérience préliminaire consiste à mettre une rondell de cuivre et une rondelle de zinc séparées l'une de l'autre par un morceau de papier mouillé en rapport avec les conducteurs du galvanomètre de Nobili. Au moment où a lieu le contact des rondelles avec les électrodes, l'aiguille de l'appareil qui était fixe dans la direction du nord et au-dessus du zéro de l'instrument dévie aussitôt en faisant un écart considérable, phénomène indiquant le passage du courant galvanique.

1re expérience. — Avec de l'eau de source commune à la température ambiante contenue dans un verre à boire ordinaire.

Au moment où les deux électrodes sont plongés dans l'eau, l'aiguille s'écarte légèrement, et, après quelques oscillations, revient à 0, et se fixe à quelques degrés à peine au delà.

2e expérience. — Avec de l'eau récemment puisée à la source. Dès que les électrodes sont plongés dans l'eau, l'aiguille subit un écart considérable.

3e expérience. — Avec de l'eau commune dans laquelle on a introduit une certaine quantité de carbonate de chaux. L'immersion des électrodes dans le liquide ne produit aucun effet; on ajoute quelques gouttes d'acide nitrique qui attaquent le carbonate de chaux ; au moment même où la combinaison chimique a lieu, l'aiguille se dévie fortement.

4e expérience. — M. Scoutetten plaçant un des électrodes dans la bouche et prenant l'autre dans la main, plonge celle-ci ainsi armée dans une cuvette remplie d'eau minérale. A l'instant où l'immersion a lieu, l'aiguille se dévie.

5e expérience. — Une plaque de platine plongeant dans l'eau minérale a été mise en rapport, par le fil dont elle est armée, avec la boule de l'électromètre à feuilles; les feuilles d'or ne se sont point écartées, elles sont restées immobiles.

Cette expérience a eu pour but de démontrer qu'il n'existe pas d'électricité à l'état libre ou statique dans l'eau minérale. La contre-expérience a été faite avec le bâton de cire frotté sur le drap, qui a produit immédiatement un écartement considérable des feuilles d'or de l'électromètre.

6e expérience. — Avec de l'eau minérale refroidie depuis vingt-quatre heures à l'air libre dans une cuvette; température, 15° cent. Les deux électrodes plongés dans l'eau, l'aiguille du galvanomètre se met en mouvement, et après d'assez amples oscillations, se fixe à 40°.

7º *expérience*. — Eau minérale conservée depuis la veille (vingt-quatre heures environ) dans un pot à eau qui est resté couvert, de manière à diminuer son contact avec l'air, l'eau étant à la température de 15º. Au moment de l'immersion des électrodes dans l'eau, l'aiguille se met en mouvement, fait de plus grandes oscillations pendant la précédente expérience et se fixe à 55º du galvanomètre.

8º *expérience*. — Eau minérale récemment recueillie à la source du Pavillon, 44º 50 ; l'eau a perdu par le transport 7º 50, elle est à 35º. L'aiguille mise en mouvement par l'immersion des électrodes, s'écarte jusqu'au point d'arrêt, marquant le quart de cercle, fait de grandes oscillations et s'arrête à 70º galvanométriques.

9º *expérience*. — On fait un mélange à parties égales en volume d'eau commune et d'eau minérale chaude à 37º, la température équilibrée du mélange est de 25º. L'aiguille dévie, oscille et se fixe à 50.

10º *expérience*. — On ajoute à ce mélange une nouvelle quantité d'eau minérale chaude, de manière à porter la proportion de l'eau minérale aux 2/3 environ du mélange ; l'épreuve donne 55º.

11º *expérience*. — De l'eau commune chauffée à 37º donne une déviation de 25º, tandis que la même eau froide à 15º n'avait donné qu'un résultat nul, un écart de quelques degrés seulement au galvanomètre.

Cette expérience traduit l'influence de l'élévation de température sur la conductibilité électrique de l'eau commune.

12º *expérience*. — De l'eau de la source Sainte-Marguerite chargée d'acide carbonique à la température de 11º, donne au galvanomètre une déviation de 10º.

13º *expérience*. — Les électrodes plongés dans la source du Pavillon numéro 5 à la température de 42º. L'aiguille s'écarte rapidement, va frapper plusieurs fois le point d'arrêt et après de fortes oscillations, se fixe à 80º.

La même expérience, faite au pavillon numéro 3, température 43º 50, donne un écartement de 85 à 90º.

14º *expérience*. — L'électromètre à feuilles d'or est plongé à moitié dans l'eau de cette source ; on laisse couler ensuite sur cet instrument de l'eau s'échappant d'un robinet à douches, et les feuilles d'or restent immobiles. Il est démontré de nouveau par cette épreuve que l'eau minérale ne contient pas d'électricité statique.

15º *expérience*. — Eau minérale de la source de la Madeleine refroidie, recueillie l'avant-veille, quarante-huit heures avant l'expérience, et hermétiquement bouchée à la température ambiante de 22º. Déviation de l'aiguille fixée à 32º 5 du galvanomètre.

16º *expérience*. — Eau minérale de la source de la Madeleine conservée en bouteilles depuis 1852. Cette eau a une odeur et un goût sensiblement sulfurés. L'aiguille oscille entre 5 et 15 et se fixe à 10°, tandis que, puisée immédiatement à la même source avec 30° de température, l'aiguille donne 30°.

17° expérience. — L'eau de la même source puisée depuis quarante-huit heures avec une température ambiante de 22°, donne à l'aiguille 30°.

18° expérience. — L'eau de la même source recueillie il y a environ six mois et chauffée au bain-marie à une température de 38°, donne au galvanomètre 30°.

19° expérience. — La même eau, chauffée au bain-marie dans l'eau commune et élevée à la même température que la précédente, 38°, donne exactement le même résultat. Oscillations de 28 à 32 et arrêt à 30°.

Cette expérience démontre que, quelle que soit l'origine de la chaleur, que l'eau minérale ait été réchauffée par la chaleur naturelle de la source, ou à la chaleur artificielle, le résultat est exactement le même ; conséquemment l'origine de ces deux sources de chaleur n'occasionne aucune différence d'action.

20° expérience. — Cette dernière expérience a eu pour objet d'apprécier les différences galvanométriques données par l'eau de la source de la Madeleine pure ou mélangée avec les substances qu'on est dans l'usage d'y ajouter, telles que le lait ou le sirop. Elle a été subdivisée en cinq opérations.

A. Eau puisée à la buvette, à la température de 37°, elle donne au galvanomètre 32°.

B. La même eau mélangée avec deux cuillerées de lait pour un verre à boire, abaissant la température de 2°, donne 30°.

C. Mélangée avec deux cuillerées de sirop pour un verre à 35°, elle donne 21°.

D. L'expérience B est répétée à une température moindre ayant laissé s'opérer un refroidissement sensible. Le résultat a été le suivant : l'aiguille est allée moins loin que dans l'expérience B, mais elle a dépassé le point où elle s'était arrêtée dans l'expérience C. Elle s'est fixée entre 23 et 24°.

E. Enfin l'expérience C a été répétée à une température moindre et à peu près égale à celle de l'expérience D. L'aiguille s'est arrêtée à 20°.

Ainsi l'eau mélangée avec le lait ou le sirop marque moins au galvanomètre que l'eau minérale seule. Le mélange avec le sirop marque moins que le mélange avec le lait.

Ces faits fort curieux appellent de nouvelles expériences avant qu'on puisse rien conclure de cette théorie nouvelle de l'action des eaux thermales.

Tandis que toute la matinée est employée aux diverses pratiques du traitement, la promenade est réservée pour la plus belle partie de la journée; mais ceux qui suivent le régime des bains de pieds doivent être de retour entre quatre et cinq heures.

Ces effets se trouvent encore merveilleusement secondés par le nouveau ciel sous lequel on se trouve, par ce climat des montagnes, où l'air pur, frais et léger, remplace la température caniculaire de la plaine, si défavorable à ceux qui sont travaillés par la phthisie.

Qu'ils trouvent ce séjour enchanteur, l'habitant des villes comme celui de la plaine de nos campagnes ! L'un a à lutter contre l'insalubrité ou l'étroitesse des logements et mille autres influences qui dépriment la santé la plus vigoureuse ; l'autre, contre les miasmes paludéens et les refroidissements ; ici, c'est comme un nouveau monde pour tous : pas de fortes chaleurs, pas de marécages, pas d'effluves miasmatiques, partout de l'air et de la lumière à flots.

Qu'il est doux et suave, par une belle journée, cet air de la vallée du Mont-Dore, où la nature semble avoir jeté à profusion ces myriades de labiées, de digitales, de gentianes, d'arnicas, etc., etc., et ces forêts de genêts, de frênes, de hêtres, de pins et de sapins, dont les émanations variées et balsamiques sont aussi bienfaisantes pour la santé que les efluves miasmatiques lui sont pernicieuses.

C'est sous ces ombrages que le catarrheux, l'asthmatique et surtout le tuberculeux, tous préparés par l'action topique interne et externe de l'eau vivifiante, j'allais dire presque animée des thermes, goudronnent, pour ainsi dire sans s'en apercevoir, les nombreux couloirs par où passe l'air, ce premier élément de la vie, et dont la pureté est la première condition de la santé, non-seulement de l'homme, mais de celle de tous les animaux. Ici se termine ce que nous avions à dire sur les effets généraux et consécutifs du traitement thermal par les eaux du Mont-Dore.

CHAPITRE IV

Durée du traitement. — Influence de la saison et de l'abus des eaux. — Époque
la plus favorable pour se rendre au Mont-Dore. — Effets consécutifs du traitement. — De l'utilité et de la non utilité des eaux transportées

Pas plus que pour les autres médications, ici rien ne peut
être déterminé à l'avance, du moins d'une manière fixe et absolue. Car, sans parler des incidents nombreux qui peuvent
survenir pendant le cours d'un traitement très-régulièrement
suivi, la nature de la maladie et sa durée, l'âge du sujet, le
tempérament, la saison humide et froide, ou chaude et sèche,
sont autant de circonstances qui peuvent influer sur le temps
que l'on doit rester aux eaux. Anciennement, la durée moyenne
était de quinze jours et ne dépassait jamais vingt ou vingt-deux
jours. Mais si, avec un traitement thermal bien formulé par
le médecin et bien suivi par le malade, nous voyons certaines
affections, comme par exemple le coryza et quelques cas d'a-
phonie récente, disparaître en quelques jours, il n'en est
plus de même dans les affections rhumatismales et goutteuses,
pas plus que dans les paralysies. Ces dernières maladies nécessitent un traitement de trente, quarante et jusqu'à cinquante-cinq jours, ainsi que nous en avons rapporté des
exemples. Il est une circonstance qui, chez les femmes, retarde encore le traitement, c'est l'époque menstruelle, pendant
laquelle les bains sont interdits ainsi que les salles du vaporarium, du moins pendant le premier jour. Sans doute. il est
quelques personnes qui, ne tenant pas compte de nos recom-
mandations, dans le but d'aller plus vite, n'interrompent rien
dans leurs habitudes; mais il en est qui ont payé leur témérité,
soit par des métrorrhagies, soit par des suppressions brusques
et quelquefois des syncopes, comme nous en sommes témoins
chaque année. Ainsi donc, au médecin seul il appartient de
régler le temps nécessaire pour arriver à une saturation con-

venable. Or, il est d'observation que cette saturation s'obtient beaucoup plus vite par des temps orageux et plusieurs jours de sécheresse et de chaleur vive que par les journées pluvieuses. Plusieurs fois même, nous avons dû suspendre tout traitement pendant deux ou trois jours, par suite de l'insomnie et de l'excitation locale et générale, provoquée par le traitement sous l'influence de l'élévation de la température extérieure.

Lorsqu'il s'agit d'une maladie des voies respiratoires, affections pour lesquelles on se rend le plus habituellement au Mont-Dore, et que cette affection n'est ni très-avancée ni trop bénigne, l'expérience a prouvé que dix-huit jours de traitement en moyenne sont suffisants.

Que si l'inexpérience du médecin ou l'entêtement du malade poussent ce dernier à dépasser les limites de la saturation, soit en prenant à la fois une trop grande quantité d'eau, soit en prolongeant la durée du traitement, alors de nouveaux phénomènes prennent naissance. La langue se couvre d'un enduit saburral, l'estomac se ballonne et devient le siége de flatuosités, l'appétit diminue ou se perd entièrement, une constipation avec douleurs vagues dans tout l'abdomen se déclare. A la constipation succède bientôt la diarrhée, et celle-ci peut aller jusqu'à revêtir la forme dyssentérique. Tandis que ces troubles se passent du côté du tube intestinal, les urines deviennent d'un rouge foncé mais sans dépôt, la peau se sèche, l'insomnie survient, et la nuit se passe au milieu d'une agitation semblable à celle qui est produite par des doses concentrées de thé ou de café.

Les accidents que nous venons de signaler ne se produisent pour ainsi dire plus aujourd'hui, parce que les malades échappent bien rarement à notre surveillance de tous les jours, et qu'il suffit, pour y mettre fin, de les éloigner de nos sources. Une question qui ne doit pas non plus être négligée, c'est celle qui a rapport à l'époque qui est la plus convenable pour se rendre au Mont-Dore, et sur laquelle il importe que tous les médecins soient parfaitement renseignés. Or, l'époque la plus favorable pour suivre un traitement au Mont-Dore, c'est du

15 juin au 20 du mois d'août. C'est aussi l'époque de l'année où les chaleurs sont excessives dans les vallées et dans les pays de plaines, et l'on sait l'influence pernicieuse exercée sur certains organismes malades par les grandes chaleurs; c'est donc, sous tous les rapports, l'époque essentiellement propice pour déserter la plaine et gravir la montagne, en même temps que l'on est soumis à la bienfaisante influence des sources thermales. Voilà les dates que les praticiens ne devraient jamais perdre de vue s'ils veulent épargner à leurs clients plus d'un mécompte.

Après nous être entretenu de toutes les pratiques du traitement thermal, des effets locaux et généraux qu'elles produisent à l'état physiologique comme à l'état pathologique, de la durée du traitement, de l'influence de la température sur cette durée, de l'époque la plus favorable pour se rendre aux eaux, il nous reste, avant d'aborder l'étude particulière de chaque maladie, à parler des effets consécutifs des eaux, c'est-à-dire des phénomènes qui se produisent lorsque les malades ont quitté les sources; nous terminerons cette première partie en disant un mot de l'utilité ou de la non utilité des eaux transportées.

La nature ne procède pas habituellement par bonds et par sauts; tout, au contraire, se suit, s'enchaîne, se continue : voyez la série animale se perdre peu à peu dans la série végétale, et celle-ci à son tour se confondre par des gradations insensibles avec le règne inorganique. Eh bien ! parmi les phénomènes primitifs et consécutifs des eaux, vous observez les mêmes tendances, la même filiation, le même enchaînement ; les premiers sont liés aux seconds par ce qu'en pathologie nous appelons les crises.

Celles-ci ont lieu pendant le traitement lui-même, immédiatement après, ou lorsque plusieurs jours, plusieurs semaines se sont écoulés depuis le départ des eaux. On aurait tort cependant de croire qu'ils sont inséparables de chaque traitement. Expliquons notre pensée.

Sans aucun doute, la pénétration d'un médicament liquide

aussi complexe que celui qui compose les eaux minérales en
général et en particulier celles du centre de l'Auvergne, au
sein de l'organisme, par toutes les voies ouvertes à l'absorption, ne saurait s'effectuer sans amener un trouble, une excitation, un ébranlement, un changement quelconque, soit dans
un ou plusieurs viscères, dans les appareils glandulaires de
l'économie, dans le sang, dans l'une ou l'autre des surfaces
muqueuses ou cutanées. Et remarquez bien que cette filtration,
cette imbibition médicamenteuse à travers tous les pores de
l'organisme vivant, et remarquez bien, dis-je, que cette sorte
de travail occulte, aussi occulte que celui qui se passe dans les
entrailles de notre planète au point de départ des sources
thermales, ne saurait s'effectuer sans produire des crises qui,
pour ne pas être visibles, ne sauraient pas, même pour cela,
ne pas exister.

Or, les crises observées le plus communément pendant le
traitement thermal sont chez l'un l'*herpès labialis*, chez l'autre
l'apparition d'hémorrhoïdes, le retour de la menstruation qui
souvent est devancée de cinq, six, sept et huit jours. Celui-ci
éprouve une démangeaison excessive sur les jambes, une
éruption papuleuse circonscrite à une partie du corps, ou bien
encore voit reparaître d'anciennes dartres, d'anciennes douleurs rhumatismales ou goutteuses. Plus rarement vous voyez
les urines redevenir troubles, rougeâtres, épaisses et sédimenteuses.

Dans quelques cas, des sueurs générales ou partielles se
montrent dans les premiers jours qui suivent le départ des
eaux et jugent ainsi la maladie, ainsi que nous en avons rapporté un remarquable exemple dans la première observation
de notre *Mémoire* (1). Enfin, nous signalerons les furoncles
parmi les accidents critiques du troisième ordre. Mais nous ne
devons pas oublier que, dans bien des cas, aucun phénomène
de la nature des crises ne peut être apprécié.

---

(1) *Des maladies de l'appareil respiratoire devant les eaux du Mont-Dore,*
Paris, 1859.

Les eaux transportées peuvent être employées dans deux circonstances particulières. Lorsque après une épidémie de bronchite ou de grippe, ou sans même la circonstance épidémique, vous avez des malades chez lesquels la toux, avec ou sans accompagnement d'expectoration, a en quelque sorte pris droit de domicile et résiste aux traitements accoutumés, alors vous devez, lorsque d'ailleurs aucune circonstance ne s'y oppose, faire suivre au malade une saison d'eau transportée. Vous jugerez immédiatement, d'après les effets obtenus, ce que vous devez espérer d'une saison suivie aux sources mêmes. Nous n'avons pas besoin de rappeler aussi que c'est avec l'eau transportée et prise d'une manière convenable qu'on triomphe si rapidement des coryzas récents et de moyenne intensité ; on peut même dire, dans ce dernier cas, que c'est un véritable remède spécifique. Que si le coryza ne cède pas loin de la source, il n'en sera pas de même en le traitant sur place. Les eaux transportées conviennent encore lorsqu'après avoir suivi une cure aux sources, l'affection n'est pas entièrement disparue, soit à cause de sa nature, soit à cause de sa chronicité ; elles pourront convenir dans un grand nombre de cas, à moins qu'il ne s'agisse d'affections paralytiques, rhumatismales ou goutteuses non compliquées de phlegmasie ou d'irritation de la muqueuse des voies respiratoires. Car nous connaissons des exemples de goutte rhumatismale, dont l'arrivée des accès était précédée par un rhume de cerveau, puis de poitrine, et pour lesquels les eaux transportées exerçaient une influence favorable incontestable.

A quelle époque de l'année et de quelle manière doivent être bues les eaux transportées ? Pour ceux qui n'ont jamais fréquenté les thermes, les eaux peuvent être bues en tout temps. Quant aux personnes qui ont passé une saison au Mont-Dore, on choisit de préférence le mois d'octobre ou les premières semaines du mois de novembre pour cette opération. Un temps humide convient mieux qu'un air chaud et aride. L'époque que nous indiquons est préférable à celle que choisissent certaines personnes qui les font prendre à la fin de l'hiver ou au commencement du printemps. D'abord elles continuent en quelque sorte l'action intérieure, interstitielle des premières eaux bues à la source et peuvent vous mettre à l'abri des récidives de rhumes si fréquents à l'entrée de la saison froide. D'un autre côté, l'eau est d'une provenance plus fraîche et moins susceptible d'avoir éprouvé un commencement d'altération, car on ne saurait oublier l'immense différence qui existe entre cette eau vive et l'eau que j'appellerai morte, et combien serait facile la décomposition de cette dernière sans les soins employés pour l'emboutcillage.

L'eau transportée doit être prise le matin à jeun par verre, de demi-heure en demi-heure, et chauffée dans un bain-marie dont la température aura été successivement élevée jusqu'à + 48° centigrades ; la température de la bouteille retarde de 5 à 6 degrés sur celle du bain-marie. Voici d'ailleurs une des formules de M. Bertrand :

1er, 2e et 3e jours de traitement, 2 flacons ;
4e, 5e, 6e et 7e jours, trois flacons ;
8e, 9e, 10e, 11e et 12e jours, quatre flacons ;
13e, 14e, 15e et 16e jours, trois flacons ;
17e, 18e et 19e jours, deux flacons ;
20e et 21e jours, un flacons :

On prend ainsi cinquante-six flacons de chacun un quart de litre dans l'espace de vingt-un jours, et comme il peut arriver que dans le nombre il s'en trouve quelques-uns qui soient altérés, c'est une caisse de soixante quarts de litre qu'il faut faire venir directement du Mont-Dore.

DEUXIÈME PARTIE

CHAPITRE PREMIER

LE CORYZA.

Ainsi que nous l'avons suffisamment établi pour tous les détails qui précèdent, les eaux du Mont-Dore s'adressent directement aux maladies de l'appareil respiratoire. Nous allons donc successivement les passer en revue, en insistant plus particulièrement sur les formes de ces affections, pour lesquelles les eaux ont une action efficace et spéciale. Nous appuierons nos démonstrations de quelques exemples choisis.

De toutes les maladies des fosses nasales, celle qui se présente le plus souvent aux yeux de l'observateur est sans contredit la maladie appelée *rhume de cerveau*, autrement dit le coryza. Rien n'est plus fréquent que cette affection à la grande clinique des eaux du Mont-Dore, où elle se rencontre chez plus d'un quart des malades qui se rendent à ces thermes pour une affection des voies respiratoires. Les fosses nasales, en effet, indépendamment de l'organe de l'olfaction qu'elles recèlent et protégent dans la profondeur de leur labyrinthe, ne sont-elles pas, par leur situation topographique, comme le vestibule des voies aériennes? C'est dans cette antichambre cloisonnée, anfractueuse et sinueuse, et dont les abords sont armés d'une

multitude de petits poils entre-croisés en sens divers comme
pour en défendre l'entrée, soit aux insectes, soit aux mille
petits corps étrangers qui flottillent dans l'air le plus pur, qu'il
soit sec, qu'il soit humide; c'est là, dis-je, que vient se réchauffer, se purifier, se tamiser, en quelque sorte, ce même
air, indispensable aliment de la vie. Or, si par une cause quelconque, une occlusion partielle ou totale vient à se produire
dans ces premiers couloirs de l'air qui va alimenter la respiration, des phénomènes morbides vont immédiatement prendre naissance. Sans parler de la perte ou de l'affaiblissement
de l'odorat, suivant le degré de l'occlusion, sans parler de
la dyspnée, et par conséquent de l'accélération incessante
des mouvements respiratoires, les colonnes d'air, obligées de
passer d'emblée par la cavité buccale, se précipitent dans le
larynx, la trachée et les bronches, telles qu'elles arrivent du
dehors et sans avoir eu le temps de se réchauffer et surtout
de se dépouiller de ces myriades de corps étrangers dont on
n'a qu'une faible idée en observant quelques instants un rayon
de soleil qui pénètre dans un appartement. Joignez à cela
l'altération du timbre de la voix, qui prend le caractère
nasonné, et la difficulté éprouvée chaque fois qu'il s'agit de
boire un liquide quelconque. Il est, en effet, impossible de
boire autrement que d'une façon entrecoupée : ce sont les
malades eux-mêmes qui vous instruisent de ce phénomène,
qu'on s'explique parfaitement. Mais c'est surtout pendant le
sommeil que les inconvénients et les dangers augmentent. Et
effet, par suite de l'occlusion des voies nasales, les lèvres, le
voile du palais et toute la cavité buccale, soumis au double
courant d'air inspiré et expiré, ne tardent pas à se refroidir,
puis à se dessécher; la langue devient comme un copeau, elle
se colle au palais, le malade se réveille forcément et se
précipite vers un verre d'eau pour rendre aux parties dessé-
chées l'humidité dont elles ne sauraient se priver. La bronchite et surtout la laryngo-trachéo-bronchite deviennent la
conséquence inévitable de cet état de choses. Que si la phlegmasie de la membrane pituitaire pénètre dans l'antre d'Hyg-

more, ou bien encore dans les sinus creusés dans l'épaisseur des os du front, la névralgie faciale, l'hémicranie, l'alanguissement des fonctions cérébrales et une certaine coloration morbide de la face correspondante prennent successivement naissance. Enfin des écoulements variables pour la quantité, la qualité et l'odeur, accompagnent presque toujours cette affection, dont l'un des moindres inconvénients, sous l'influence des plus petites variations de température, est de descendre dans le pharynx et plus souvent dans le larynx, et de là dans le reste de l'arbre respiratoire.

Le devoir du médecin est donc de lever le plus promptement possible l'obstacle qui s'oppose à la libre circulation de l'air, car pour peu qu'il y ait une prédisposition à ce qu'on appelle vulgairement poitrine faible, ou prédisposition à la diathèse tuberculeuse, ce n'est pas impunément que les organes de l'hématose se trouvent sous le coup incessant de ces bronchites dites à répétition. Or, rien n'est plus facile à faire disparaître que le coryza aigu et chronique par la médication thermale du Mont-Dore. Il est bien entendu ici que nous ne nous occupons que du coryza *médical*, c'est-à-dire de celui qui tient à une phlegmasie aiguë ou chronique de la membrane muqueuse qui tapisse les fausses membranes et les sinus, laissant à la chirurgie l'obstruction qui résulte de la présence, soit d'un corps étranger venu du dehors, soit d'une production morbide osseuse, polypeuse, cancéreuse ou pierreuse, comme nous en avons rapporté un exemple de cette dernière à la Société de chirurgie il y a une dizaine d'années.

Tout le monde sait la facilité avec laquelle certaines personnes prennent un coryza et s'en débarrassent de même ; nous ne nous y arrêterons pas, mais il en est d'autres qui le gardent huit, quinze, vingt jours et au delà, et c'est alors, comme on dit dans le monde, que le rhume de cerveau *tombe* bientôt sur la poitrine. La phlegmasie dite pituitaire se comporte, d'ailleurs, comme celle des autres membranes muqueuses, c'est-à-dire qu'elle se présente tantôt sous la forme sèche, forme qui accompagne presque toujours le début ; tantôt elle prend le caractère humide. Quelle que soit sa forme, la médication thermale n'en triomphe pas moins. Et il y a bien longtemps déjà que notre illustre Bretonneau nous a appris à guérir le coryza éphémère en faisant aspirer au malade, pendant trois ou quatre jours, de l'eau minérale naturelle du Mont-Dore, préalablement chauffée au bain-marie à une température de 45 degrés. Mais, pour peu que la maladie se reproduise souvent et qu'elle prenne les allures de la chronicité, ce n'est plus une simple ablution d'eau qui en triomphera, c'est l'emploi simultané et bien combiné des divers moyens balnéaires dont dispose le petit arsenal médico-chirurgical du Mont-Dore. Nos observations de guérison de coryza fourmillent; ici nous nous bornerons à rappeler les suivantes :

Obs. I. — *Coryza chronique complet datant de six mois, à forme sèche, rebelle à toute espèce de médications; guérison complète en* cinq jours *par les eaux thermo-minérales du Mont-Dore.* — Un mécanicien âgé de quarante et un ans, d'une forte constitution, très-sujet aux bronchites catarrhales et au coryza depuis trois ans, finit par garder cette dernière affection à l'état permanent et chronique; depuis six mois il ne respirait plus autrement que par la bouche, et toutes les nuits il était réveillé la langue sèche, collée au palais, et obligé de sortir de son lit pour boire. La voix était nasonnée, et il n'est sorte de fumigations, d'insufflations et de cautérisations qui n'aient été essayées sous toutes les formes par des praticiens fort expérimentés, et toujours sans aucune espèce de succès. D'après les conseils de M. le docteur Herpin, ce malade vint au Mont-Dore le 12 juillet 1860, se plaignant de bronchite catarrhale simple, et par-dessus toute chose de son coryza.

L'inspection des fosses nasales ne fit découvrir la présence d'aucun corps étranger, mais seulement un épaississement de la pituitaire sans sécrétion. Les deux narines se trouvaient presque hermétiquement fermées, et en pressant du doigt sur l'un ou l'autre lobule du nez, il était presque impossible de faire renifler de l'air.

Ce malade étant d'une bonne constitution, nous supplie de mettre tout en œuvre pour lui faire disparaître cette infirmité. Nous lui fîmes entrevoir que très-probablement il ne quitterait pas les eaux sans en être débarrassé. Tous les moyens balnéaires furent mis en usage à la fois, et le *cinquième* jour les voies nasales étaient complètement libres; ce mécanicien quitta les eaux le 30 juillet, débarrassé à la fois et de son coryza et de son catarrhe. Nous avons eu des nouvelles de ce ma-

lade plusieurs fois, et un an après, la maladie ne s'était pas
reproduite.

Obs. II. — Une jeune demoiselle âgée de vingt ans, d'une rare
beauté, d'une peau fine extrêmement délicate, d'un tempérament nerveux, bien réglée, mais sujette aux migraines et aux congestions des
globes oculaires, congestions appréciables plutôt à l'ophthalmoscope
qu'à l'examen extérieur, se rendit aux eaux du Mont-Dore, d'après les
conseils du docteur Guérineau, pour une grande susceptibilité des
muqueuses, et surtout pour un coryza sec, datant de trois mois, extrêmement fatigant.

La langue est presque toujours saburrale, l'appétit capricieux,
quelquefois fort, plus souvent faible, mais sans pica malacia, ni py-
rosis, ni vomissement glaireux ou bilieux, ni constipation. Mlle***
attribue la persistance de son coryza à l'application de compresses
d'eau froide qui furent faites, il y a trois mois, pour ses douleurs contuses dans les yeux. Toujours est-il qu'elle ne peut dormir autrement
que la bouche entr'ouverte, et qu'il lui est impossible en reniflant de
faire passer un liquide quelconque chaud ou froid par l'une ou l'autre
narine.

Après quelques jours du traitement thermal, la pituitaire devint plus
humide, il survint de l'éternument et une abondante sécrétion de mucus blanchâtre; un jour l'eau minérale pouvait être aspiré d'un côté,
un autre jour c'était de l'autre ; enfin, dès le treizième jour, l'eau put
facilement passer des deux côtés et revenir par la bouche. Dès ce
moment la guérison était assurée.

Nous venons de rapporter deux exemples de coryza sec; en
voici un de coryza humide s'étendant des narines à tous les
sinus d'une moitié de la faoe.

Obs. III. — Un officier d'état-major âgé de cinquante-trois ans,
grand, fort et pléthorique, se plaignait depuis trois ans d'hémicranie
du côté droit; de douleur et de pesanteur au front, avec injection de la
pommette droite sous l'influence de la plus petite excitation ; cet état
s'accompagnait de coryza, tantôt simple, le plus souvent double, donnant lieu à une abondante sécrétion d'humeur jaunâtre et quelquefois
verdâtre, sans toux, sans expectoration. Cet état augmentait ou diminuait sous l'influence des variations hygrométriques de l'air, et avait
fini par rendre cet officier triste et morose, au point de négliger ses
occupations et de se condamner à l'inaction. Après bien des médications employées sans succès, il se rendit aux eaux du Mont-Dore en
juillet 1860.

Une inspection attentive des fosses nasales ne nous fit pas découvrir autre chose qu'un épaississement chronique de la pituitaire, au point d'oblitérer presque entièrement la narine droite, mais sans tumeur ni ulcération; une abondante sécrétion d'un jaune verdâtre s'échappait sans cesse de la narine droite, sans beaucoup d'odeur, et lorsque le coryza diminuait, la céphalalgie frontale augmentait, ainsi que l'injection de la conjonctive oculo-palpébrale du côté droit, et *vice versâ*. Le malade fut soumis aux grands bains, puis aux demi-bains, aux douches à la nuque et aux vapeurs, ainsi qu'à l'eau en gargarisme, en aspirations répétées et en boisson à dose progressivement croissante. Les premiers effets du traitement furent d'aggraver tous les accidents, mais bientôt survint la réaction, et lorsque ce malade quitta les thermes, après dix-neuf jours de traitement, il éprouva une très-grande amélioration.

L'hiver se passa dans des conditions très-bonnes; les accidents avaient tellement diminué que cet officier ne garda pas la chambre un seul jour; le coryza revenait encore par les temps humides, refroidis, mais durait seulement quelques jours.

Notre malade nous est revenu cette année, juillet 1861, n'ayant pas eu de coryza depuis deux mois. Le traitement, repris comme les années précédentes, mais avec des modifications, ramena le coryza dès le second jour; rien pour cela ne fut changé, et trois jours plus tard tous les accidents avaient disparu. Ce malade a quitté les eaux dans d'excellentes conditions, fort content de son séjour, qui a duré dix-huit jours.

OBS. IV. — *Coryza chronique complet datant du mois de février 1848; perte de l'odorat; catarrhes chroniques; désoblitération entière des fosses nasales en trois jours.* — M. Chatet, propriétaire à Francueil, canton de Bléré (Indre-et-Loire), âgé de cinquante-trois ans, contracta, à l'époque de la révolution de 1848, un double coryza auquel il fit d'abord peu d'attention. Mais au bout de quelques mois, les narines s'obstruant de plus en plus, il fit d'abord plusieurs remèdes de commère qui n'amenèrent aucun résultat. Il eut recours ensuite à divers médecins, dont les remèdes lui procurèrent quelque soulagement, et cette amélioration n'étant pas durable, il renonça à toute espèce de traitement. Obligé de dormir la bouche ouverte, de se lever la nuit pour humecter sa langue, qui était desséchée, et d'inspirer les colonnes d'air telles qu'elles venaient de l'extérieur, comme le malade m'en fait très-exactement l'observation, une bronchite catarrhale subaiguë, puis chronique, ne tarda pas à se déclarer, et persiste encore aujourd'hui, c'est-à-dire depuis onze à douze ans.

L'exploration ne faisant pas découvrir autre chose que ces deux maladies: coryza sans complication mais chronique, bronchite chronique généralisée mais non tuberculeuse, et d'un autre côté le malade étant d'une forte constitution sanguine sans pléthore et paraissant beaucoup plus jeune que ne le comportait son âge, je résolus de mettre tout en œuvre pour le débarrasser au plus vite d'une infirmité qui faisait le tourment de toute sa vie.

Sous la triple influence de l'eau thermale administrée *intus* et *extra* et en douches, les deux narines étaient complétement obstruées à la fin du *troisième jour* de son traitement. Un si beau succès ne s'obtint pas sans sacrifices. La vigueur du traitement développa une fièvre thermale qui effraya beaucoup plus le malade que le médecin, bien que le premier se consolât facilement, tout joyeux qu'il était de dormir la bouche fermée : « Bien que j'ai eu la fièvre cette nuit, me disait-il, au moins je n'ai plus la langue sèche, je ne dors plus la bouche ouverte. » Cette fièvre thermale fut caractérisée de la manière suivante : chaleur et injection cutanée particulièrement du visage, absence de frissons, absence de céphalalgie; pouls large, 72 à 75 pulsations, et bien développé, comme lorsque le pouls est à la sueur; constipation, urines chargées, inappétence, courbature dans les membres. Avec quelques jours de repos tous ces phénomènes disparurent, et le traitement fut repris pour le catarrhe chronique; ce malade partit après vingt-quatre jours de séjour au Mont-Dore complétement débarrassé de son coryza, mais conservant encore quelques vestiges de sa bronchite chronique; il ne restait plus de celle-ci qu'un peu de toux le matin seulement et sans expectoration.

Est-ce à dire que tous les coryzas vont disparaître d'une façon aussi rapide, aussi durable que dans le cas précédent ? Non, assurément ; mais nous ne craignons pas d'assurer qu'il en sera de même huit à neuf fois sur dix, quelle que soit l'ancienneté de la maladie, pourvu que les personnes ne se trouvent pas dans l'une des deux circonstances suivantes : 1° un grand état de faiblesse soit naturelle, soit acquise, par suite de quelque lésion chronique, 2° une très-grande aptitude à la transpiration journalière. Nous avons cette année même donné nos soins à un négociant du Havre, affecté d'asthme, de bronchite et de coryza, et que le docteur Denouette avait envoyé au Mont-Dore pour cette triple affection. Or, ce négociant, d'une force et d'une apparence herculéennes, est sans cesse en transpiration. Toutes les nuits, de deux à quatre heures du matin, il est pris d'une sueur sur tout le côté droit du corps,

et quelquefois seulement au tronc, tellement abon d ante ue,
draps et matelas, tout est mouillé de sueur. Pendant le jour
même, lorsque la température extérieure est seulement tem-
pérée, il ne peut parcourir 250 mètres, même sur un plan horizontal, sans être pris tout de suite d'une transpiration très-
abondante, et à plus forte raison s'il faut monter un escalier
ou une petite pente. Le coryza durait depuis quatre mois, plusieurs fois il disparut pendant le cours du traitement, mais il
suffisait d'être exposé à l'action de l'air froid, passant soit par
le trou d'une serrure, soit par les joints d'une porte ou d'nne
croisée communiquant avec l'air extérieur, pour tout de suite
faire renaître le coryza. Cependant, au moment du départ, qui
eut lieu après vingt-cinq jours de séjour dans les montagnes,
les narines étaient libres et la bronchite presque complétement
effacée. Nous ne doutons pas que, même dans ces cas défavo-
rables, le traitement thermal poursuivi pendant deux ou trois
campagnes ne finisse par émousser cette impressionnabilité
organique, en excitant d'abord pour tonifier ensuite la double
surface cutanée et muqueuse.

CHAPITRE II

Prédisposition catarrhale générale, otorrhée, stomatite, angine tonsillaire,
pharyngite granuleuse, hypertrophie des amygdales, eustachite.

Dans le précédent chapitre nous avons parlé du coryza,
de ses inconvénients et des moyens de le guérir ; il nous sert
pour ainsi dire d'introduction à l'étude de la prédisposition
catarrhale générale avec laquelle il est indissolublement lié.

On rencontre fréquemment, dans les grandes villes, des
hommes adonnés aux travaux de cabinet, à la vie sédentaire,
ou confinés dans des lieux étroits, humides et privés de
lumière, ou bien des personnes du sexe qui, sans être dans
des conditions semblables, sont, par la nature de leur orga—

nisation, leur vie oisive, l'habitude de se couvrir trop ou pas assez, prédisposées aux affections catarrhales ; en effet, les uns et les autres contractent une incroyable facilité à être pris, ceux-ci d'otite, de névralgie faciale, de coryza, ceux-là d'irritation de la membrane muqueuse buccale, d'angine simple, et quelquefois même de pharyngite. Quel est le praticien qui, au bout de quelques années d'exercice, n'ait pas rencontré des personnes sujettes à l'amygdalite comme à l'érysipèle, soit périodiquement tous les ans à la même époque, soit deux, trois et quatre fois dans la même année ? Deux fois, dans des cas semblables, nous avons sur des adultes hommes procédé à la résection des amygdales sans pour cela empêcher le retour de la phlegmasie, dont la terminaison invariable était la formation d'un petit abcès.

Obs. V. — *Prédisposition catarrhale, coryza, fréquentes angines.* — Une dame âgée de vingt-six ans, mère d'un enfant âgé de sept ans, brune et d'un tempérament lymphatico-nerveux, bien portante habituellement et bien réglée, avait contracté depuis l'âge de la puberté une prédisposition très-grande à s'enrhumer : la maladie survenant ordinairement au commencement de l'hiver, et quelquefois deux ou trois fois pendant cette saison froide, débutait invariablement par de la fièvre, le coryza, un peu de conjonctivite et d'otite ; puis le mal stationnait huit jours dans l'arrière-fond de la cavité buccale, avec rougeur vive du pharynx, du voile du palais, gonflement de la luette et des amygdales, difficulté d'avaler et de respirer, la pituitaire tuméfiée obstruant le passage de l'air ; à ces symptômes s'ajoutait l'expuition de matières glaireuses, collantes, transparentes d'abord, et prenant de plus en plus la couleur citron, avec quelques filaments de sang vif, comme s'il y eût eu complication de pneumonie. Après le premier septénaire, une petite sécrétion de pus était ramenée par les crachats, et le plus ordinairement la fièvre tombait, et tous les symptômes s'amendaient. Dans quelques cas, la fièvre continuait faiblement, et la phlegmasie s'étendant de proche en proche, envahissait le reste de l'arbre respiratoire en donnant naissance aux divers râles de la bronchite.

En juillet 1853, à la suite d'un hiver passé dans les conditions que nous venons de relater, trois attaques de la même affection s'étaient reproduites, et avaient laissé une petite toux avec dyspnée, enchifrènement des fosses nasales, de la gorge et des trompes d'Eustache, amaigrissement et perte de l'appétit. Telles étaient les conditions dans lesquelles se trouvait cette dame lorsqu'elle vint passer dix-huit jours au Mont-Dore. M. Bertrand lui fit prendre les eaux en boissons jusqu'à la dose de trois verres par jour, des demi-bains à haute température, des bains de pieds et des inhalations de vapeur. Les urines devinrent très-rouges et sédimenteuses, des sueurs générales mais peu abondantes se manifestèrent, et au bout de quinze jours tous les accidents cessèrent ; l'appétit, le sommeil et les forces revinrent si bien que madame put faire des courses à cheval dans la montagne sans en éprouver de fatigue. A partir de cette époque, la menstruation devint plus abondante; un an après survint une autre grossesse; la mère nourrit elle-même son enfant, et l'hiver dernier s'est encore passé sans accidents, si ce n'est en décembre qu'il y eut un léger mal de gorge, mais sans abcès et sans fièvre; la santé est demeurée parfaite.

Obs. VI. — *Gingivite, stomatite, angines fréquentes, pharyngite granuleuse.* — M. X..., âgé de trente-huit ans, célibataire, lymphatique et nerveux, s'étant, dès sa jeunesse, livré avec ardeur à l'étude des belles-lettres, vit peu à peu l'élément nerveux de son tempérament dominer sa constitution lymphatique; sa santé s'affaiblit, presque toutes les dents se carièrent et tombèrent, ainsi que les cheveux. Mais l'altération des dents fut précédée et accompagnée de celle des gencives. En effet, depuis six à sept ans il ne se passait pas d'hiver sans que M. X... fût obligé de garder la chambre, par suite de gingivite et de stomatite générale, avec engorgement de l'isthme du gosier, de la trompe d'Eustache et des ganglions prémaxillaires. De petits abcès se formaient, les uns sur les gencives, au niveau des débris des organes dentaires, les autres dans le plancher de la bouche et presque toujours dans les excavations amygdaliennes. Ajoutez à cela que les follicules de la langue, ceux de la partie visible du voile du palais, de la luette et de la membrane muqueuse qui tapisse l'entrée du pharynx, prenaient un développement rapide, et conservaient encore une tuméfaction insolite, lorsque nous vîmes ce malade aux eaux du Mont-Dore, en juillet 1858, bien qu'il y eût plus de trois mois que les accidents aigus fussent écoulés. A son arrivée ici, les gencives étaient encore décollées et saignantes, d'étroites fistules stationnaient aux environs de quelques restes de dents; il n'y avait d'ailleurs ni toux, ni dérangement des fonctions circulatoires, mais beaucoup de faiblesse, de la maigreur, pas d'appétit, peu de sommeil, une grande susceptibilité pour l'impression du froid autour du cou, et un refroidissement marqué des extrémités inférieures.

Ce malade fut soumis aux eaux en boisson et en gargarisme, prises pures et à petites doses, aux douches liquides dirigées directement sur le pharynx, aux pédiluves à la température naturelle des sources et aux grands bains tempérés.

Les eaux passant bien, furent progressivement augmentées, et au bout de huit jours un changement des plus favorables s'était opéré dans l'état local et général. L'appétit et le sommeil étaient devenus excellents, de longues courses pouvaient être faites dans les montagnes sans aucune fatigue; à la pâleur et à l'affaissement des traits du visage avaient succédé l'embonpoint et une vigueur inaccoutumée. Après vingt jours de séjour, ce malade quitta les eaux plein de force et de santé.

Voilà deux exemples très-remarquables de l'influence heureuse exercée par le traitement thermal, et dans un laps de temps extrêmement court. Ces faits ne sont pas rares, et se représentent chaque jour à l'œil de l'observateur le moins attentif.

Nous venons de citer un exemple où la pharyngite granuleuse fut vaincue par une seule saison, mais hâtons-nous d'ajouter que c'est là un cas exceptionnel. Rien n'est plus rebelle que cette affection en apparence si bénigne et si simple, et il faut ordinairement la combattre pendant deux et trois saisons, heureux encore lorsqu'on vient à en triompher.

Cependant nous avons observé il y a quatre ans un cas de pharyngite granuleuse compliqué de gastralgie qui ne fut nullement guéri pendant le traitement thermal, mais qui avait complétement disparu trois mois après ce traitement. Voici le fait :

Obs. VII. — Un capitaine du génie, âgé de quarante-neuf ans, grand, brun et sec, d'un tempérament nerveux à l'excès, souffrait depuis deux ans d'une pharyngite granuleuse non compliquée d'herpétisme, et qui avait résisté à toute espèce de traitement. Cet officier arriva au Mont-Dore le 18 juillet 1800, portant des pléiades de granulations, distantes à peine les unes des autres de quelques millimètres et tapissant toute la face antérieure du pharynx. Cet état était accompagné d'une douleur vers la colonne cervicale, d'un sentiment de constriction à chaque temps de la déglutition et surtout d'une douleur vague plus ou moins insupportable, dans la région de l'angle de la mâchoire et de l'excavation amygdalienne gauche correspondante. Les papilles linguales offraient aussi un certain degré d'hypertrophie, ainsi qu'une sécrétion jaune verdâtre tapissant le fond du pharynx. Enfin, une gastralgie de moyenne intensité était survenue depuis un an compliquer cet état. Cette personne but les eaux, prit des bains tempérés de chaleur à cause de la grande susceptibilité nerveuse, puis des demi-bains dans les cuves, des douches à la nuque et directement sur les parties malades elles-mêmes, des pédiluves et des inhalations de vapeur.

Les premiers jours du traitement, tous les accidents augmentèrent, et les parties devinrent le siége d'une véritable angine apyrétique; tant devinrent grandes la rougeur, la sécheresse, l'injection et la conscriction de la gorge. Le voile du palais et la moitié postérieure de la voûte palatine présentaient un piqueté très-remarquable, comme si on eût projeté à distance un coup de pinceau préalablement trempé dans un liquide rouge framboisé. Le traitement est suspendu pendant deux jours et repris ensuite pour être continué pendant dix-huit jours. — Il n'y eut sur place aucune amélioration notable. Trois mois après, le hasard nous fit rencontrer cet officier, qui nous aborda et nous fit constater qu'il était entièrement guéri. En effet, la gorge avait repris sa coloration normale, les papilles linguales étaient moins volumineuses, et les follicules pharyngiés, atrophiés, de couleur uniforme avec la muqueuse du voisinage, sans sécrétion pathologique.

Obs. VIII. — Un célibataire, âgé de soixante-cinq ans, très-sanguin et très-nerveux, ayant, pendant vingt-cinq ans, exercé la profession de sous-préfet, le seul peut-être de ces fonctionnaires qui ait résisté au choc de nos révolutions, souffrait depuis cinq ans d'une angine glanduleuse tellement rebelle que cette affection finissait par rendre la vie insupportable. D'après les conseils du docteur Doucet, il se rendit aux eaux du Mont-Dore en juillet 1862. Traitement thermal et énergique, amélioration. Deuxième saison, en 1863, même résultat. Le 25 juin 1864, il m'écrivait au Mont-Dore, de l'hôtel des Alpes, rue Richelieu : « Je suis entièrement guéri ou peu s'en faut; je n'éprouve de chaleur et de démangeaison à la gorge qu'une demi-heure, une heure au plus dans la journée; je retourne auprès de vous dans quelques jours afin que vous constatiez vous-même ma guérison. » Par une coïncidence, le docteur Doucet se trouvait en ce moment au Mont-Dore, et nous étions heureux de constater ensemble la résolution complète des glandules pharyngiennes et la rougeur normale de l'arrière-gorge. Cette fois un léger traitement fut suivi et dirigé avec succès contre une bronchite légère survenue depuis quelques semaines.

Cette année même, nous avons combattu avec le même succès une pharyngite granuleuse chez une dame autrichienne qui avait vainement suivi pendant deux années consécutives sa médication par les Eaux-Bonnes. Cette fois encore, il y avait absence de complication herpétique. Tout n'a pas été dit encore sur cette singulière affection. Nous avons vu certains malades avoir la gorge tapissée de granulations tuméfiées et éprouver à peine quelque gêne, tandis que d'autres sont exaltés presque jusqu'à la folie avec des lésions matérielles fort peu accentuées, les nerfs qui émanent de la base du crâne, le glosso-pharyngien et certaines branches cervicales ne sont pas étrangères à la production et à l'entretien des accidents caractéristiques de l'angine pharyngée. Aussi attachons-nous une grande importance à l'action de la double douche portée *intra* et *extra* sur la colonne cervicale.

Hypertrophie des amygdales. En même temps que notre savant ami le docteur Lambron signalait l'action résolutive des douches de Luchon sur les amygdales hypertrophiées (1), nous étudiions ici les effets des douches du Mont-Dore contre cette même maladie, et nous devons dire que nous constations les mêmes effets. Aussi nous ne craignons pas d'avancer que l'époque n'est pas éloignée où l'amputation des amygdales sera rayée des traités de thérapeutique chirurgicale. En 1863 et en 1864, nous avons vu deux jeunes filles, l'une âgée de neuf ans, l'autre de onze ans, toutes deux affectées depuis presque l'enfance d'une double hypertrophie des amygdales, donnant lieu à tous les accidents si bien décrits par M. Chassaignac (2); nous avons vu, dis-je, ces glandes quadruplées et quintuplées de volume, fondre de plus de moitié après une seule campagne aux thermes du Mont-Dore. L'une de ces enfants a été vue par le docteur Letenneur et l'autre par les docteurs Daven et Herpin. Chaque année nous sommes témoins de faits de cette nature.

Derrière l'hypertrophie amygdalienne se trouve presque, comme satellite obligé, un certain degré de surdité dont tout le monde connaît le mécanisme. Or, c'est encore ici le lieu d'appliquer le fameux axiome : *sublatâ causâ, tollitur effectus.* La trompe d'Eustache comprimée par le développement exagéré

---

(1) Lambron, *de l'hypertrophie des amygdales, de ses conséquences, de ses complications et de son traitement par les eaux minérales sulfurées naturelles*, présenté à l'Académie de médecine, le 22 janvier 1861. On lira avec intérêt le rapport de Blache, *Bulletin de l'Académie de médecine*, tome XXVI, p. 637.

(2) Chassaignac, *Leçons sur l'hypertrophie des amygdales et sur une nouvelle opération pour leur ablation.* Paris, 1855, in-8°.

de l'amygdale, et d'autre part sa membrane interne chroniquement enflammée par suite des hypérémies actives et répétées
dans son voisinage, telles sont les causes qui,en empêchant la
circulation de l'air, entraînent conséquemment une plus ou
moins grande dureté de l'ouïe. C'est là la seule variété de
surdité qui soit susceptible de guérir sous l'influence des eaux
du Mont-Dore.

CHAPITRE III

Laryngite chronique. — Aphonie.

Faisons tout d'abord une observation générale qui répon-
dra à une objection qu'on ne manquera certainement pas de
nous adresser. En ne produisant ici que des faits dans lesquels les eaux du Mont-Dore ont, sinon toujours guéri, du
moins montré leurs effets salutaires, nous n'avons certainement
pas la prétention de faire croire qu'il en soit toujours ainsi; il
y a ici, comme ailleurs, comme dans toute médication quelle
qu'elle soit, la somme des insuccès à côté de celle des succès ;
et si dans le cours de cet ouvrage nous parlons plutôt des
derniers que des premiers, c'est pour offrir aux praticiens
des types qui puissent leur servir de guide dans le choix qu'ils
ont à faire lorsqu'il s'agit de formuler une indication sur le
choix d'une eau thermale. Nous gardons pour nous les quelques cas de rares déceptions que nous avons éprouvés, n'étant
pas nous-même encore parfaitement fixé sur leurs causes, nous
promettant plus tard de les faire connaître, ces exceptions,
devant confirmer les faits généraux; et puis d'ailleurs ce que
nous disons ici n'est pas sans avoir quelque écho dans le
monde, non médical, et sans arriver jusqu'à certains malades ;
alors ne vaut-il pas mieux faire luire à ces derniers des espérances qui se réaliseront pour un grand nombre plutôt que
de frapper leurs sens ou de revers ou de nécropsies.

Les observations que nous allons rapporter sont antérieures à la découverte du laryngoscope.

Obs. IX. — *Laryngite simple et ulcéreuse chronique, crachement de sang.* — M. X..., colonel d'artillerie, âgé de quarante-huit ans, d'un tempérament lymphatico-nerveux, rentra en France en 1850, après quinze ans de commandement en Afrique. Ayant été appelé peu de temps après à lui donner des soins, je constatai l'état suivant :

M. X... est grand et maigre, les dents blanches et assez bien conservées, les cheveux peu fournis, d'un blond châtain, la voix faible et à moitié cassée ; tout, dans l'habitude extérieure du corps, exprime un état de souffrance résultant de longues fatigues.

M. X... a été fortement éprouvé en Algérie par la fièvre, et surtout par la dyssenterie ; depuis cette dernière maladie, il mange très-peu, et ne digère bien que le laitage et la viande de jeunes animaux ; il ne boit que de l'eau rougie ; il éprouve souvent des maux de gorge, et s'enrhume facilement l'hiver. Pendant les mois de janvier et février 1851, il fut pris plusieurs fois d'esquinancie, bien que les amygdales ne soient pas hypertrophiées, puis d'un relâchement presque permanent de la luette, avec toux sèche très-fatigante. Cette toux, accompagnée de douleur au larynx, douleur augmentant par la pression au côté droit du cartilage thyroïde, fut suivie d'un crachement de sang très-vif, mais en petite quantité. L'auscultation et la percussion ne révélaient rien de particulier, soit vers le cœur, soit vers les poumons ; cet accident s'affaiblit pendant trois jours, et céda aux moyens employés en pareil cas ; il n'y eut pas de fièvre. M. X... passa les mois de janvier et de février dans sa chambre, en conservant toujours une toux sèche, de la douleur au larynx et de l'aphonie aussitôt qu'il voulait élever la voix.

Pensant que la procidence de la luette, par sa titillation sur la base de la langue, n'était pas étrangère à la fréquence de la toux, je fis la résection de cet organe, et cette petite opération fut suivie d'un amendement considérable dans la production de la toux. Néanmoins, à la fin de mars, bien que M. X... pût reprendre ses fonctions de directeur d'une vaste manufacture d'armes à laquelle il était attaché, la toux persistait, et augmentait le matin et le soir au moindre refroidissement de température.

Les plus grandes précautions hygiéniques, les frictions calmantes et révulsives, les fumigations et les divers sirops adoucissants calmèrent, mais ne firent pas entièrement cesser la toux et la douleur du larynx, qui se compliquait, au contraire, d'une certaine gêne pour avaler les solides.

Dans le courant du mois de mai, une quinte de toux plus forte amena encore, pendant quelques heures, trois à quatre cuillerées de sang vif. Les révulsifs sur diverses parties du corps, une potion de ratanhia et l'usage de la limonade tartrique édulcorée avec le sirop de grande consoude, combinés avec le repos le plus absolu, triomphèrent promptement de ce nouvel accident. Dès ce moment je conseillai le Mont-Dore, et le malade s'y rendit à la fin de juin, conservant toujours un peu de toux, de douleur au larynx en parlant ou en avalant des aliments solides; les poumons ne présentaient pas de traces de lésion, et jamais il n'y avait de fièvre.

A l'arrivée à Clermont, troisième hémoptysie, qui dure cinq jours, mais en très-petite quantité. M. Bertrand, auquel j'adressai le malade, voulut bien lui prodiguer ses soins, et le fit partir, après un repos de quatorze jours, pour les sources désirées.

Le colonel X... est très-malade, m'écrivait alors M. Pierre Bertrand; c'est une santé tellement ébranlée qu'il faut s'attendre à tout.

Les eaux furent données avec les plus grandes précautions, et amenèrent en quelques jours des résultats inespérés. Le sommeil devint calme; avec diminution de la toux, l'appétit revint presque comme au temps de la jeunesse, et avec lui un certain embonpoint. Quelques hémorrhoïdes qui n'avaient pas flué depuis douze ans reparurent un peu vers le milieu du traitement. Ce fut là le seul phénomène critique observé. En moins d'un mois une transformation complète s'était opérée, la douleur et la toux cédèrent entièrement.

L'hiver suivant se passa bien, la toux revint un peu le matin, mais sans hémoptysie, et aujourd'hui, le colonel, devenu général, a pris sa retraite, et n'éprouve de la toux sèche qu'accidentellement, le matin ou quelquefois le soir s'il se livre à la conversation, mais il n'a plus éprouvé de crachement de sang.

Il est impossible de méconnaître dans cette observation la part active que les eaux ont exercée, non-seulement pour arrêter la marche de la maladie, mais encore pour reconstituer une santé si délabrée. On sait tout ce que présente de gravité la laryngite chronique, et combien elle devient rapidement irrémédiable lorsqu'elle se lie à l'affection tuberculeuse générale et de cause héréditaire.

Obs. X. — *Aphonie datant de deux ans, insuccès de toute espèce de traitement et des eaux des Pyrénées; retour de la voix dès le septième jour d'un traitement thermal au Mont-Dore.* — Un notaire très-honorable du Poitou, âgé de cinquante-deux ans, grand, gros et fort, n'ayant jamais été malade, arrive au Mont-Dore le 8 juillet 1861 pour y faire suivre un traitement à son fils et pour lui-même, dont la voix présente un certain caractère de raucité. Il nous raconte qu'il y a douze ans (en 1851), après des fatigues de la parole et des alternatives de chaud et de froid, il commença à éprouver de l'enrouement et bientôt une aphonie complète mais sans toux, sans douleur, sans expectoration et sans être précédée de rhume de cerveau. Les principaux médecins de Poitiers mirent tout en œuvre pour le débarrasser de cette infirmité. Fumigations, inspirations de poudres, cautérisations qui, comme le malade le dit lui-même, lui faisaient plus de mal que de bien, purgatifs et révulsifs cutanés, tout fut employé sans aucune apparence de succès. Ce malade est envoyé aux eaux de Cauterets, où il reste trente-cinq jours, soumis aux diverses pratiques du traitement suivi dans cette station et en particulier aux douches écossaises, qui le firent aussi beaucoup souffrir. Au bout de ce temps, il revint en Poitou sans aucune espèce d'amélioration. Après deux mois de repos, il se rendit à Paris auprès du professeur Trousseau, qui lui fit suivre pendant six semaines un traitement méthodique sans plus de succès, malgré des cautérisations diverses, qui furent toujours très-douloureuses. L'éminent professeur déclara qu'aucune eau minérale ne pourrait le guérir. Ce notaire désespéré revint dans son pays, où quelque temps après un de ses amis lui recommanda de se rendre à Tours prendre conseil auprès de Bretonneau. Notre célèbre docteur, avec ce coup d'œil qui n'appartient qu'au génie, déclare que rien au monde ne pourra le guérir, si ce n'est le traitement suivi aux eaux thermales du Mont-Dore, et il se hâte d'ajouter, avec cette bonhomie qui caractérise le savant : « Là vous guérirez, mais ne me demandez pas pourquoi, je n'en sais rien. » Ce qui fut dit fut fait ; et, chose incroyable, le septième jour du traitement thermal du Mont-Dore, la voix revint et s'est conservée depuis, non pas aussi pleine, aussi sonore qu'autrefois, mais de manière à ne plus fatiguer le malade et à permettre à ce notaire de continuer l'exercice de sa profession : tel est le récit abrégé mais exact écrit sous la dictée du malade lui-même. Nous l'avons de nouveau soumis au traitement, et cette fois encore avec succès, quoique depuis quelque temps une petite sécrétion granuleuse accumulée dans l'arrière-gorge et probablement dans les ventricules du larynx nécessitât le matin au réveil deux ou trois efforts d'expulsion, mais pour ainsi dire sans toux, comme sans douleur. Enfin, pour être complet, n'oublions pas de dire que, lors de l'invasion de la maladie, il y a douze ans, des douleurs sous forme de tiraillements vagues se manifestèrent pendant environ trois semaines avant l'enrouement, dans toute la région du cervelet et dans les muscles de la partie postérieure du cou ; ces douleurs cessèrent avec l'apparition de l'aphonie.

Obs. XI. — *Laryngite chronique, voix cassée et éteinte le soir, symp-*

tômes de tubercules pulmonaires ; guérison. — Un négociant de Paris, âgé de quarante-quatre ans, lymphatico-sanguin, voyageant au mois de septembre 1859 sur une impériale de diligence, fut pris d'une fluxion de poitrine à la suite de laquelle il conserva toujours de la toux et une douleur dans la région du larynx pour laquelle il fit beaucoup de remèdes sans jamais guérir. Sur les avis des docteurs Paul Laroche et Gendrin, il se rendit aux eaux du Mont-Dore le 11 juillet 1860.

Ce malade est pâle et amaigri ; il tousse beaucoup, crache moins qu'il ne tousse, excepté le matin, et les crachats sont verdâtres ; la voix est cassée et se perd presque complétement le soir ou lorsque le malade parle pendant un quart d'heure ; plusieurs vésicatoires ont été appliqués les uns à la nuque, les autres au-devant du cou, et cette région offre de nombreuses cicatrices résultant de l'application de deux cautères et de moxas. Cette médication est restée sans résultat ; la voix a continué de s'affaiblir.

Les sommets des poumons ne présentent ni matité ni bronchophonie bien caractérisées, mais ils sont le siége de râles bullaires abondants en avant et en arrière ; une ou deux fois le malade a observé des stries de sang dans ses crachats ; la fosse sus-épineuse gauche est le siége de râle sous-crépitant humide avec inspiration rude et râpeuse, tandis que, sous la clavicule correspondante, l'expiration est prolongée et accompagnée de nombreux craquements humides ; même état, mais moins étendu, sous la clavicule droite ; pas de fièvre, mais peu d'appétit ; langue saburrale, constipation.

Les eaux furent données d'abord en boisson, puis en aspirations, puis enfin en douches, bains partiels et généraux.

Le 18 juillet, les râles sont plus abondants et mêlés de crépitation à petites bulles, l'expectoration plus facile et moins abondante.

Le 28 juillet, veille du départ, les râles du côté droit ont cessé ; ceux du côté gauche ont beaucoup diminué, excepté dans la fosse sus-épineuse, où ils sont encore nombreux ; la voix est renforcée et beaucoup meilleure.

Ce malade est revenu le 3 juillet 1861 faire sa seconde saison. Il nous dit qu'un mois après son départ des eaux, la voix est tout à fait revenue, et qu'il a passé *tout son hiver* sans garder la chambre un seul jour et sans avoir besoin de consulter son médecin. Le sommet gauche du poumon présente en avant et en arrière une inspiration rude et râpeuse sous la clavicule, et des craquements humides dans la fosse sus-épineuse ; du reste la santé générale est très-bonne, la physionomie animée et le malade enchanté de son état. C'est à l'occasion de ce malade que l'un de ses médecins m'écrivait : « Quant à M..., *vos eaux ont fait merveille.* » Ce malade est reparti après dix-huit jours d'un nouveau traitement dans des conditions excellentes de santé. Le seul phénomène qui existait au départ c'était la présence de quelques craquements dans la fosse sus-épineuse.

MASCAREL.   4

Obs. XII — *Laryngite chronique, extinction de voix depuis dix-huit mois, retour complet de la voix cinq semaines après le départ des eaux.* — Une religieuse de l'ordre de Saint-Charles, la sœur Sainte-Albine, âgée de trente-cinq ans, bien réglée, si ce n'est depuis trois mois que les menstrues ont cessé de paraître, d'un tempérament lymphatico-sanguin, souffrait du larynx depuis quatorze ans, et depuis dix-huit mois elle était prise d'une extinction de voix, maladie pour laquelle elle reçut le soins de plusieurs médecins, de M. Gignoux, et en particulier des professeurs *Gensoul* et *Bonnet* (de Lyon), qui tour à tour prescrivirent les iodures, les fumigations, les révulsifs, et pratiquèrent de nombreuses cautérisations des cordes vocales. Ces divers moyens de traitement furent suivis d'expectoration de sang vif, expectorations devenues beaucoup plus abondantes depuis trois mois que les règles ont cessé. Cette religieuse se rendit au Mont-Dore le 19 juillet 1858 étant entièrement *aphone*, accusant une gêne et de la douleur au niveau du cartilage thyroïde, toussant peu, mais arrachant le matin par des efforts des matières granuleuses, opaques, tantôt jaunâtres, tantôt verdâtres. La déglutition était douloureuse, l'inspiration sifflante, et par suite de la gêne apportée dans l'acte de la respiration au niveau des cordes vocales, les bruits respiratoires étaient si affaiblis qu'on ne pouvait en tirer aucun signe stéthoscopique; l'appétit est peu développé, la langue saburrale; il y a de l'amaigrissement.

Cette malade fut pendant vingt jours l'objet de soins attentifs, et soumise progressivement aux eaux prises en boisson et à toutes les pratiques du traitement thermal. Les règles reparurent les derniers jours du traitement; la douleur du larynx et celle qui accompagnait la déglutition cessèrent; la voix était renforcée, mais non revenue complétement.

Quel ne fut pas notre étonnement lorsque, le 6 août de l'année suivante, la sœur Sainte-Albine se présenta dans notre cabinet, au Mont-Dore, parlant comme si jamais elle n'avait eu d'extinction de voix ! Cinq semaines après avoir quitté les eaux, nous dit-elle, ma voix est revenue comme vous voyez, et je ne souffre plus en aucune façon.

Elle fit la seconde saison, dont elle aurait pu se dispenser; mais elle me ramenait une autre sœur âgée de trente-trois ans, complétement aphone depuis six ans à la suite de l'exercice du professorat. La sœur Sainte-Basile fut moins heureuse que la sœur Sainte-Albine, il fut absolument impossible de lui faire prendre les eaux; à peine une dose était-elle ingérée dans l'estomac qu'immédiatement celle-ci était rejetée par le vomissement. Depuis que nous suivons les malades au Mont-Dore, c'est la première fois que nous ayons rencontré une pareille antipathie. Au bout de quelques jours la malade s'en retourna dans le même état qu'elle était venue.

Nous nous bornons à citer ces faits que nous pourrions augmenter de beaucoup d'autres, dans lesquels la voix a été sinon toujours retrouvée, du moins souvent bien améliorée. Sans doute, à côté des succès, il y a la série des insuccès ; mais quel est le praticien qui, dans ces cas réputés incurables, alors surtout que toute espèce de médication a été inutilement employée, refuserait à son client de tenter les ressources précieuses que fournissent les eaux thermales, et en particulier celles du Mont-Dore, lorsqu'elles sont convenablement et intelligemment appliquées? Nous ne saurions mieux faire pour terminer ce mémoire que de formuler les propositions suivantes :

1° Il a été constaté à la clinique des eaux du Mont-Dore que ces eaux exercent une action modificatrice, spéciale, comme substitutive, sur les surfaces muqueuse, pituitaire, pharyngienne, laryngienne et trachéo-bronchique.

2° Les surfaces qui sont le plus rapidement modifiées se classent de la manière suivante :

a. Les fosses nasales et leurs sinus ;

b. Le voile du palais et les excavations amygdaliennes ;

c. L'arbre tubulé trachéo-bronchique ;

d. Les cordes et ventricules du larynx ;

e. La paroi postérieure du pharynx et la région épiglottique.

3° Tout coryza aigu ou chronique, aurait-il dix ans de durée, cédera sous l'action de ces eaux et dans une seule campagne, c'est-à-dire en moins de vingt jours, pourvu qu'il soit idiopathique.

4° Les cas où la médication échouera ne se rencontreront pas dix fois sur cent.

5° Les mêmes résultats seront obtenus, mais avec un laps de temps plus considérable, toutes les fois que l'extinction ou l'affaiblissement de la voix reconnaîtra pour cause un enchifrènement des cordes vocales avec ou sans extension aux ventricules du larynx.

6° Enfin, dans quelques cas où l'aphonie résulte d'une paralysie des muscles intrinsèques du larynx, la guérison radicale pourra être encore obtenue. (Mémoire cité.)

CHAPITRE IV

L'état fébrile est-il une contre-indication des eaux thermales du Mont-Dore ?

S'il est un fait généralement admis par tous, c'est qu'on ne doit envoyer aux eaux que les malades affectés de maladies chroniques ; nous-même nous avons imprimé quelque part que tout ce qui touche de loin ou de près aux formes aiguës, c'est-à-dire fébriles des maladies, doit être sévèrement éloigné des thermes.

Eh bien, des faits répétés et attentivement observés à la clinique des eaux thermales du Mont-Dore s'inscrivent en faux contre ce que cette proposition a de trop absolu, ainsi que nous allons le démontrer.

Et d'abord, les affections pour lesquelles on se rend généralement aux eaux du Mont-Dore sont, pour la plus grande partie, des maladies de l'appareil respiratoire, coryzas, laryngites, trachéites, bronchites, pneumonies chroniques, etc., et l'on choisit toujours cette phase où de l'état aigu la maladie est passée à l'état chronique.

Parmi les nombreux malades qui se rendent à ces thermes, nous avons rencontré souvent des états fébriles, résultant soit des fatigues du voyage ou des écarts de régime, soit d'un plus grand degré d'acuité dans la maladie. Fidèle à la parole des maîtres, nous faisions immédiatement cesser tout traitement hydrothermal jusqu'à la complète disparition du paroxysme. Mais voilà qu'un jour un malade du nom de Ferrand, dont nous avons rapporté ailleurs l'histoire, nous arrive en pleine phthisie fébrile au troisième degré. Indépendamment des cavernes, d'une toux incessante, opiniâtre et entraînant l'insomnie, avec expectoration nummulaire abondante et amaigrissement extrême ; inappétence complète, mais sans diarrhée et sans œdème, Ferrand, âgé de quarante-cinq ans, avait une fièvre continue avec redoublement le soir à sept heures, redoublement caractérisé par un froid général. Ce malade est accompagné de sa femme, qui ne se fait aucune illusion sur l'issue de la maladie; l'un et l'autre nous sollicitent d'essayer le traitement.

Une demi-heure avant l'accès du soir, je fais plonger Ferrand dans un bain à 44°, mais seulement jusqu'à la hauteur des hanches, et cela pendant quatre minutes.

Reporté dans son lit, le malade dort pendant huit heures. Le traitement est continué sans interruption pendant dix-huit jours, l'eau thermale étant prise sous toutes les formes, et ce malade quitta les eaux dans d'excellentes conditions. Il passa l'hiver sans avoir besoin de consulter le médecin, revint au Mont-Dore l'été suivant, éprouva encore une amélioration remarquable, et mourut huit mois après d'une pleuro-pneumonie contractée à la suite d'un refroidissement.

Ce résultat contraire à la tradition fut de nature à ébranler nos convictions touchant la nocuité des eaux non-seulement dans les états fébriles, mais plus encore dans la cachexie tuberculeuse; et voici, parmi un certain nombre de faits que nous avons observés depuis cette époque, quelques-uns des plus remarquables :

Obs. XIII.— *Bronchite chronique ayant succédé à la grippe, et datant de trois mois; fièvre ; dyspnée; expectoration abondante, etc. — Cessation de la fièvre et de tous les accidents en quatorze jours de traitement,,malgré un temps pluvieux et froid.* — Un prédicateur célèbre, âgé de cinquante-trois ans, grand et fort, mais lymphatique et nerveux, arrive au Mont-Dore le 6 juillet 1859, dans l'état suivant :

Et d'abord il raconte qu'ayant eu la grippe au commencement du printemps, il n'a pas cessé de tousser et de cracher depuis trois mois, et qu'après plusieurs vésicatoires placés sur la poitrine, on lui en a laissé un à demeure au bras, qui suppure abondamment.

Le teint est pâle et amaigri; la langue saburrale ; il y a inappétence, soif, constipation et urines rares. La peau est chaude, le pouls à 84; le matin et le soir, à 105 et 110, et alors la voix se voile depuis quatre heures du soir jusqu'au lendemain matin. Il y a toux fréquente, expectoration catarrhale.

La poitrine est large, bien conformée, sonore partout; mais la base des deux poumons, particulièrement en arrière, dans une étendue de 12 à 15 centimètres, est le siége d'un râle humide sous-crépitant, avec des râles ronflants et sibilants vers le sommet.

Le malade est soumis à de petites doses d'eau thermale pure de la source Madeleine prises à jeun, à deux pédiluves dans les sources Saint-Jean, l'un le matin et l'autre le soir pendant 4 minutes; au vaporàrium pendant 15, puis 20, 25, 30 et 35 minutes, et enfin à des tiers de bain du Pavillon pendant 6, puis 8, 10 et 12 minutes; en même temps le niveau du bain est porté de la hauteur des hanches jusqu'à la voûte diaphragmatique. Dans les derniers temps la face est inclinée à la surface de l'eau, de manière à absorber à la fois les vapeurs d'eau et l'acide carbonique, qui se dégage des sources.

Je n'ai pas besoin de dire que les premiers jours du traitement furent suivis d'une telle amélioration que de 24 heures en 24 heures on pouvait en apprécier les progrès, si bien que le quatorzième jour il n'y avait plus ni toux, ni crachats, ni enrouement, ni fièvre, et par contre il y avait retour d'appétit, du sommeil et des forces, malgré une température froide et humide qui ne permit pas au malade de faire une seule promenade au grand air; et chose non moins remarquable, c'est que l'exutoire dont nous avons parlé et dont la sécrétion était très-abondante, fut supprimé complétement. Ce malade est parti, après vingt jours de séjour dans nos montagnes, dans un état de transformation complète. Il n'existait pas le plus petit râle dans sa poitrine. Ce malade s'est très-bien porté pendant deux ans. Il nous est revenu cette année en juillet 1862 pour une bronchite légère avec coryza chronique, mais sans fièvre. Un traitement analogue au premier, mais moins minutieux, a été suivi du même résultat. Aujourd'hui, 1868, ce malade se porte parfaitement bien.

Quoi de plus prompt et de plus merveilleusement actif que ce traitement hydrothermal dans une bronchite double non capillaire, non généralisée, il est vrai, mais fébrile, avec hypercrinie sécrétoire muqueuse et cutanée très-abondante : ces deux lobes pulmonaires engoués, vascularisés, obstrués, avec la dyspnée inséparable et l'enrouement; tous ces troubles organiques sont enlevés en moins de deux semaines, sans la plus petite addition d'un médicament quelconque. Il est vrai que nous avouons franchement avoir rarement rencontré une telle aptitude de constitution à être aussi promptement et aussi radicalement modifiée par des eaux thermales naturelles. Cependant voici un fait que nous venons d'observer cette année et qui n'est pas moins remarquable :

Obs. XIV.— *Pleuropneumonie aiguë survenue pendant le cours d'une cure thermale. Arrêt et cessation complète de la maladie en cinq jours.*—Mme de B... est envoyée pour la seconde année aux eaux du Mont-Dore, le 2 juillet 1862, d'après l'avis unanime des docteurs Perret, Perusset et Tessier. Cette dame, âgée de quarante-quatre ans et mère de sept enfants qu'elle a nourris, présente tous les attributs de tempérament du sujet de l'observation précédente. Elle est atteinte de plusieurs affections abdominales et thoraciques sur lesquelles nous ne nous étendrons pas, entre autres une splénisation lobulaire du poumon droit avec toux quinteuse extrêmement fatigante.

Le septième jour du traitement (9 juillet), par une température élevée, cette dame éprouve un refroidissement. Le soir, elle est prise d'un frisson suivi d'un point de côté sous le sein droit, avec dyspnée, malaise général, nausées, expectoration difficile, rare et gommée ; pouls à 90, petit et serré. —Repos au lit, bourrache et sirop de gomme, large sinapisme.

Le sinapisme ne triomphant pas de la douleur, des ventouses sèches sont appliquées quand la réaction est bien établie. Mais le soir, vers neuf heures, le poumon droit est le siége d'un râle crépitant fin, humide, dans toute la hauteur du poumon droit en arrière, avec mélange de souffle tubaire et quelques runchus sibilants vers le sommet ; la dyspnée augmente tellement, ainsi que le point de côté et la fièvre (le pouls est à 125), que sur les instances de la malade, qui elle-même reconnaît la maladie dont elle a été atteinte il y a deux ans, nous pratiquons une saignée du bras d'environ 400 grammes. Le mauvais état du tube intestinal ne permettant pas le tartre stibié, nous formulons un looch diacodé avec oxyde blanc d'antimoine, 6 grammes.

La nuit se passe sans sommeil, mais avec beaucoup de toux, et, à quatre heures du matin, le pouls est encore à 116, la peau chaude et les crachats légèrement safranés. Le sang de la saignée est entouré de beaucoup de sérosité, avec une légère plaque de couenne inflammatoire au milieu du caillot. Je fais immédiatement porter la malade au bain Saint-Jean, entourée de toutes les précautions convenables, la hauteur de l'eau de la source montant jusqu'à l'ombilic. Pendant les cinq minutes qu'a duré ce bain, la malade s'y est bien trouvée, et le pouls est redescendu à 98 pulsations. A la sortie du bain, deux tiers d'un verre d'eau minérale.

Le reste de la journée se passe assez bien, mais le soir la fièvre augmente. La même prescription est continuée.

Le deuxième jour, demi-bain de sept minutes, un verre d'eau en deux fois. Même abaissement du pouls à 97 pendant la durée du bain. Le reste de la journée est meilleur que la veille. — Six cuillerées de bouil-^lon de volaille; looch blanc.

Le troisième jour, à cinq heures du matin, la malade a dormi environ deux heures, mais à plusieurs reprises. Le pouls est à 90. Le souffle tubaire a disparu; le râle crépitant est très-abondant, mais plutôt humide que sec et fin; les crachats sont tenaces, adhérents et jaunâtres. — Demi-bain de dix minutes, deux tiers de verre d'eau, trois bouillons.

La journée et la nuit se passent bien.

Le quatrième jour, le pouls est à 80, les crachats blancs, la toux fréquente, les râles moins étendus. — Demi-bain de douze minutes, deux verres d'eau, quatre bouillons.

Le cinquième jour, plus de fièvre, râles plus humides, à plus grosses bulles, runchus sibilants. — Demi-bain de douze minutes.

La malade est convalescente de cette maladie intercurrente.

Le traitement thermal est continué comme précédemment, et le septième jour de la maladie la malade descend de sa chambre.

Dans ce fait remarquable, on nous objectera qu'une saignée a été pratiquée, que des boissons adoucissantes, des loochs antimoniés ont été administrés; mais personne ne pourra refuser de reconnaître que dans ce nouvel état fébrile au premier chef, le traitement thermal pratiqué comme nous venons de le dire, bien loin d'avoir été nuisible, a enrayé rapidement la marche de la maladie et accéléré la convalescence.

Enfin, voici un dernier fait, et c'est par là que nous terminons ces courtes réflexions, bien propres à éclairer d'un jour tout nouveau ces grandes questions de thérapeutique thermale, nouveaux problèmes à la solution desquels nous convions tous nos confrères en hydrologie.

OBS. XV.— *Trois pleurésies ou pleuropneumonies du côté gauche en deux ans et demi, les deux premières avec épanchement. Toux sèche revenant par accès et entraînant parfois le vomissement. Hémoptysies peu abondantes. Fièvre continue depuis quatre mois. Amaigrissement extrême. Vomique le jour de l'arrivée aux eaux. Traitement thermal. Amélioration rapide.* — Un jeune homme de vingt-sept ans, grand, bien constitué, d'un tempérament sanguin, arrive au Mont-Dore à la fin de juillet 1862, dans l'état suivant : amaigrissement considérable, excoriation au sacrum, teint pâle, yeux perlés, pouls régulier, dépressible, à 98 le matin et 125 le soir, souvent avec frisson; mains sèches et brûlantes, soif vive, inappétence, langue saburrale à la base, sans rougeur à la pointe; digestions difficiles, vomissement une ou deux fois par semaine du déjeuner ou dîner, le plus souvent par suite de quintes de toux; constipation, urines rares et rouges; toux quinteuse très-fatigante et sèche.

Le soir de l'arrivée, dans un effort de toux, le malade rejette deux verres au moins d'un liquide purulent et fétide. Douleurs dans l'épaule gauche, à la base du cœur et dans toute la portion correspondante du thorax. Ces douleurs sont augmentées par la percussion.

Côté droit de la poitrine intact. Côté gauche incomplétement mat dans toute la zone inférieure, de la région précordiale jusqu'au rachis. Dans cette dernière partie, le bruit respiratoire s'entend, mais faiblement; il n'y a ni égophonie, ni souffle bronchique, ni succussion hippocratique; çà et là, dans le lointain, on entend quelques bulles de râle sous-crépitant, et parfois seulement, à deux travers de doigt au-dessous du cœur, un bruit de frottement sec qui, bien qu'indépendant des bruits intrinsèques de ce dernier organe, paraît cependant résulter de la percussion de la pointe du cœur contre le thorax; mais ce bruit, qui est très-fort dans certains moments, est nul dans d'autres.

Il y a de l'oppression, surtout si le malade marche un peu vite ou s'il se baisse, et parfois alors il se produit des palpitations. Aucun bruit anormal au cœur, belle conformation de la poitrine : les deux côtés sont parfaitement semblables. Au-dessus de la région occupée par la matité, on n'entend aucun bruit anormal, si ce n'est un peu d'exagération du bruit respiratoire en remontant vers la clavicule.

Intelligence intacte, jamais de céphalalgie, mais souvent de l'insomnie.

Pas de tubercules dans la famille; mais chez les frères et sœurs grande disposition aux phlegmasies aiguës de la poitrine. Le malade lui-même déclare avoir été très-sujet à l'épistaxis et aux toux sèches, quoique se portant bien. Depuis deux ans et demi il a eu trois pleurésies ou pleuro-pneumonies; la dernière, qui était une pleurésie avec épanchement, a eu lieu il y a un an, et depuis cette époque il ne s'est jamais bien remis. Depuis quatre mois il a une fièvre continue avec amaigrissement.

Malgré nos investigations, nous ne pouvons trouver la source de la vomique dont nous avons parlé; nous admettons hypothétiquement que le pus provient d'une collection purulente centrale interlobaire, qui s'est fait jour par les bronches à la suite d'un violent accès de toux et des fatigues du voyage.

Douze jours sont employés à combattre ces graves accidents par deux larges vésicatoires à la poitrine et des potions stibiés opiacées.

Nous obtenons une rémission dans les symptômes, mais la fièvre est toujours continue, avec paroxysme dans la soirée : sueurs nocturnes.

Les plaies du vésicatoire une fois taries, nous soumettons le malade aux inhalations de vapeur minérale pendant 10, 15, 30 et jusqu'à 50 minutes, à de petites doses progressivement croissantes d'eau de la Madeleine, édulcorée avec le sirop de gomme et bientôt pure, aux pédiluves le soir, aux douches de vapeur sur le côté malade.

Non-seulement tous ces moyens sont parfaitement tolérés, mais le sommeil revient avec l'appétit, la toux cesse pendant trois, quatre, six, douze et quinze heures, et revient alors par petits accès qui nécessitent une cuillerée à café de sirop de morphine.

Enfin, au dix-huitième jour du traitement thermal, nous donnons de grands bains entiers pendant vingt, puis vingt-cinq et trente-cinq minutes, avec douches à piston, pendant l'immersion, sur la région malade du thorax. Le malade mange comme il n'a pas mangé depuis quatre mois; il passe des nuits et des journées entières sans tousser. Le pouls tombe à 77 le matin, et à 75 dans le bain; le soir, il offre encore 88, au lieu de 122 que nous constations à l'arrivée. C'est dans cet état que le malade quitte l'Auvergne, après trente-quatre jours de séjour. Tous les matins il crache des matières jaunâtres et épaisses et dans les grands accès de toux le mauvais goût des crachats putrides se produit quelquefois. Les douleurs pariétales ont diminué; le bruit de frottement sec ne s'entend plus; la respiration est revenue à la base du poumon gauche en arrière, surtout vers le rachis, où l'on perçoit du râle crépitant çà et là; elle est plus faible en avant, au-dessus des attaches du diaphragme, où il y a toujours plus de matité qu'ailleurs. Là encore, l'oreille perçoit du râle sous-crépitant à petites bulles, mais rare.

Ce fait, que nous avons cherché à abréger le plus possible, offre un remarquable exemple non-seulement de l'innocuité des eaux dans cette pyrexie symptomatique, mais des résultats merveilleux, quoique incomplets encore, obtenus par l'ensemble des moyens balnéaires, lentement et progressivement employés, sans être suspendus un seul jour. Réduction de la fièvre ; retour d'un appétit excessif et du sommeil; réduction de la toux et de l'expectoration, qui est modifiée dans sa nature; retour des forces; arrêt dans l'amaigrissement; cessation de la soif et de la chaleur cutanée, ainsi que des sueurs matinales. Cicatrisation de l'excoriation du sacrum; plus de peau terreuse ; plus de dyspnée ; plus de palpitations ; amélioration considérable dans l'état local.

Dans les quatre faits que nous venons de citer, et auxquels nous pourrions en ajouter un certain nombre d'autres non moins remarquables, nous avons vu que les eaux administrées d'une certaine façon, loin de provoquer ou de surexciter la fièvre, l'avaient au contraire de plus en plus réduite. Or il n'est pas rare de voir des phénomènes inverses se produire, dans deux circonstances spéciales, dans la diathèse goutteuse et dans l'arthrite rhumatismale.

Cette année encore, nous avons vu au milieu de la cure survenir un véritable accès de goutte fébrile, et chez un autre atteint de laryngite tuberculeuse avec aphonie, un rhumatisme articulaire aigu promptement généralisé. Dans les cas de cette nature, la cessation complète du traitement est de rigueur.

Pour nous résumer, nous dirons :

1° Que les malades qui se rendent aux eaux sont dans des conditions d'autant meilleures qu'ils sont plus éloignés de l'état aigu de leurs maladies ;

2° Que les deux diathèses, si dissemblables dans leur étiologie et si analogues dans leurs symptômes, la goutte et l'arthrite rhumatismale, demandent beaucoup de circonspection aux thermes du Mont-Dore quand elles viennent d'être traversées par l'élément fébrile ou à la veille de s'en compliquer ; la fièvre une fois déclarée, tout traitement doit immédiatement cesser ;

3° Que les diverses formes de bronchites, que celle-ci soit catarrhale, inflammatoire ou emphysémateuse, peuvent être avantageusement traitées au Mont-Dore, quoique compliquées de fièvre ; la bronchite tuberculeuse elle-même ne fait pas exception ;

4° Qu'il en est de même de la pleuropneumonie fébrile et purulente ;

5° Que dans toutes ces circonstances, le médecin hydrologiste doit se rappeler plus que jamais que la médication n'est

rien, que l'application est tout, c'est-à-dire aussi que les malades ne doivent pas être perdus de vue un seul jour, et qu'il
faut les suivre avec une extrême attention.

CHAPITRE V

Bronchorrhée. — Trachée-bronchite. — Catarrhe pulmonaire chronique.

Dans le précédent chapitre nous vous avons initiés à des
faits tout à fait nouveaux en thérapeutique thermale ; nous
vous avons parlé de pyrexies de nature franchement inflammatoire combattues et traitées avec le plus remarquable succès.
Aucun de nos prédécesseurs que nous sachions du moins
ne s'était engagé dans ces voies inexplorées et tout à fait
nouvelles. Ces observations nous montrent deux choses; la
première, c'est que, quel que soit le respect dû à la parole du
maître, l'esprit scrutateur de l'élève ne doit pas toujours sensiblement et invariablement rester soudé à celui du maître;
oui, il est beau de répéter : *le maître l'a dit* ; mais il ne faut
pas oublier non plus que le maître n'a pas tout dit, le progrès
dans les sciences n'est qu'à ce prix ; la deuxième, c'est qu'elles
nous donnent la clef des puissances thérapeutiques recélées
dans ces immenses et mystérieux laboratoires de la nature qui
nous distillent les eaux minérales.

Nous vous avons déjà entretenu de deux cas remarquables,
l'un de bronchite et l'autre de pleurésie purulente, tous
deux à l'état fébrile et tous deux traités avantageusement
par ces eaux sans addition d'aucune espèce de médicaments.
Il est facile de comprendre ce que l'on peut espérer de la
même indication dans les nombreux exemples de bronchites, de catarrhes pulmonaires et de pleurésies sèches ou
avec épanchement, tous de forme chronique et non fébrile.

Obs. XVI. — *Catarrhe pulmonaire consécutif à la grippe, traité deux fois avec succès par les eaux du Mont-Dore.* — Parmi les beaux triomphes de la médication thermale du Mont-Dore, les bronchites chroniques, catarrhales ou consécutives à la grippe, occupent une des premières places.

M. de ..., âgé de soixante-huit ans, d'une constitution lymphatique et nerveuse, fut atteint il y a seize ans d'une grippe, à la suite de laquelle il conserva un catarrhe chronique qui, après avoir duré tout un hiver, n'était pas encore dissipé à la fin de juin : il se rendit alors aux eaux du Mont-Dore, d'après les conseil d'un médecin de Paris.

Dix-huit jours de séjour au milieu de l'Auvergne le rétablirent entièrement. Cependant, l'hiver suivant, il prit encore un rhume, mais il ne tarda pas à se dissiper.

Depuis cette époque, M. de ... se rendit en Italie, où il se porta très-bien, et lorsqu'il y a quatre ans il revint en France, il fut repris par la nouvelle épidémie de grippe de 1857-1858. Les mêmes accidents qu'il avait éprouvés seize ans auparavant se reproduisirent pendant tout l'hiver dernier, et l'affection catarrhale, accompagnée de dyspnée surtout pendant la marche, de crachats puriformes abondants, mais surnageant le liquide, et d'un certain état d'amaigrissement, continuait encore au commencement de la belle saison. Le médecin ordinaire du malade conseilla les eaux des Pyrénées. Mais, sur les observations de M. de ..., qui reconnaissait dans son état les mêmes accidents qu'il avait autrefois éprouvés, et qui avaient été si bien arrêtés par les eaux du Mont-Dore, c'est pour cette dernière station thermale qu'on se décida.

M. de... arriva au Mont-Dore au mois d'août dans l'état suivant : Pâleur générale, affaiblissement, maigreur, oppression en marchant, toux rare dans la journée, plus fréquente matin et soir et accompagnée de crachats puriformes, opaques ; peu d'appétit, pas de fièvre, pas de troubles dans les autres organes. La sonorité est bien conservée dans la poitrine ; mais on entend à la base, en arrière, des deux côtés, des râles humides, et çà et là quelques rhonchus sibilants ; il est difficile de dire s'il n'y a pas quelques traces d'emphysème.

Les eaux en boisson, les demi-bains avec douches entre les épaules, les inhalations de vapeur et les pédiluves amenèrent, les premiers jours du traitement, des sueurs suivies d'un certain état de faiblesse. Mais, dès le dixième jour, l'appétit, le sommeil étaient meilleurs, les crachats moins abondants et les forces plus grandes. La quantité d'eau en boisson fut augmentée et le malade quitta le Mont-Dore fort satisfait de sa santé.

Il ne faut pas croire que tous les catarrhes bronchiques

indistinctement soient aussi heureusement traités que cela
a eu lieu dans l'observation précédente. Toutes les fois que
la maladie est compliquée ou accompagnée d'une altération
de texture des poumons, comme de tubercules ou d'emphysème, la médication thermale modifie bien l'élément catarrhal,
mais elle n'a pas la puissance de le détruire, comme cela
arrive en dehors de toute complication.

C'est par centaines que nous comptons, chaque année, les
bronchites simples ou catarrhales, les bronchites partielles
ou généralisées qui se rendent au Mont-Dore et sur lesquelles
les vapeurs du vaporarium exercent particulièrement leur
bienfaisante influence. Il en est de même des pleurésies non
aiguës avec ou sans épanchement ainsi que des pleuro-
pneumonies chroniques. C'est ce qui fera l'objet du chapitre
suivant.

CHAPITRE VI

Pleurésie sèche avec reste de produits pseudo-membraneux. — Douleurs vagues
et accidentelles correspondantes. — Pleurésie avec épanchement. — Pleuro-
pneumonie chronique.

Si, dans la pleurésie aiguë, malgré les efforts combinés de
la science et de l'art, il est souvent très-difficile d'empêcher
la maladie de se terminer par épanchement, et l'on sait avec
quelle rapidité cet accident se produit, combien cela ne doit-il
pas arriver dans ces pleurésies à peine douloureuses, et ap-
pelées pour cela latentes, qui se produisent subrepticement
pour ainsi dire avec un appareil fébrile si peu prononcé, que
malade et médecin s'en aperçoivent à peine. En quelques
jours cependant, une vaste collection séreuse occupe l'un des
côtés de la poitrine, et très-exceptionnellement les deux à
la fois. La science moderne a si bien décrit toutes les altéra-
tions anatomiques du poumon et des plèvres lésées, la nature,

le niveau et les quantités de liquides épanchés, les produits floconneux ou pseudo-membraneux qui les accompagnent, que c'est à rétablir les fonctions si importantes de l'organe lésé que nous devons maintenant appliquer toutes nos investigations. En effet, soit prédisposition morbide, soit constitution viciée ou toute autre influence, combien n'y a-t-il pas de ces maladies qui fuient devant les efforts les mieux combinés de l'art et glissent rapidement sur la pente de la chronicité, quand, trop heureux, le malade lui-même n'est pas entraîné au tombeau ! Or, ce que la thérapeutique, aidée de la pharmacie, n'a pu faire, la thérapeutique thermale va tenter de l'exécuter et souvent avec un véritable bonheur.

Obs. XVII.— *Pleurésie pseudo-membraneuse chronique; épanchement peu considérable.* — Madame de ..., âgée de trente ans, mère de trois enfants qu'elle a nourris, est brune et d'un tempérament lymphatique. Elle est prise à la campagne, le 29 novembre 1846, d'une douleur vive dans le côté gauche avec fièvre intense et expuition de sang rouge peu aéré. Je ne pus arriver auprès de la malade qu'à neuf heures du soir, et bien qu'elle fût d'une faible constitution, je pratiquai une saignée du bras et fis appliquer des cataplasmes émollients, puis donner des boissons adoucissantes en abondance.

Le lendemain matin le sang de la saignée était très-légèrement couenneux, et je jugeai à propos de rouvrir la veine. Celle-ci fut plus couenneuse que la première. Huit heures après, dix sangsues sur le côté; potion stibiée à 20 centig.

Le 1er décembre, l'expectoration de sang vif a cessé; le point de côté et la fièvre ont diminué; la toux est sèche et fréquente; le pouls vif, petit et accéléré; la potion a été tolérée.

Le côté gauche de la poitrine présente, en arrière surtout, une matité absolue dans l'étendue de quatre travers de doigt, avec bruit de souffle égophonique au niveau de la matité et absence de bruit respiratoire dans la partie déclive. Malgré les vésicatoires et autres moyens de traitement employés, la fièvre continue pendant le mois de décembre et jusqu'au 15 janvier, avec des alternatives d'accroissement et de déclin. A cette époque, la malade est très-faible et bien amaigrie; la fièvre revient chaque soir et se termine le matin par des sueurs bornées aux aisselles et au sternum. La matité existe toujours en bas et à gauche, quoique moins forte, et s'étend vers l'omoplate; mais là on entend, quoique faiblement, le bruit respiratoire sans bronchophonie.

Les mois de février et de mars se passent sans amélioration notable
dans les symptômes locaux, malgré l'application successive de vésicatoires et l'usage des préparations d'antimoine, de digitale, de nitrate
de potasse, etc.

De la toux sèche, un peu de dyspnée de temps à autre, de la fièvre
le soir, du dégoût pour les aliments et de l'œdème aux extrémités
inférieures, inquiétaient à la fois et la malade et le médecin. Cet état
se prolonge jusqu'au mois de juin, et le côté de la poitrine présente
toujours une grande faiblesse respiratoire dans les deux tiers inférieurs,
avec matité de plus en plus prononcée dans les régions déclives. Je
fis partir cette malade pour les eaux du Mont-Dore, et quelques jours
après, M. Bertrand m'écrivait : « Madame de ... est une *grande malade;*
n'y a-t-il pas sous ces couches pseudo-membraneuses qui étreignent
le poumon des tubercules disséminés? la faiblesse est si grande que le
succès est plus que douteux. »

Douze jours s'étaient à peine écoulés, depuis le commencement du
traitement thermal, que déjà la fièvre du soir avait disparu avec la
toux ; l'appétit, le sommeil, les forces revenaient, et à la fin de juillet,
la malade nous retournait dans un état d'embonpoint simulant la
bouffissure des traits. Des sueurs et des urines très-chargées furent
les seuls phénomènes critiques. La matité de la poitrine a presque
entièrement disparu; les bruits respiratoires sont faibles, mais s'en-
tendent dans presque toute l'étendue du côté affecté. Les eaux transportées furent prises à la fin du mois de novembre ainsi que l'hiver
suivant. Depuis cette époque, madame de ... a eu deux grossesses
qu'elle a conduites à terme; elle n'a pas nourri, et jusqu'à ce jour,
1868, sa santé est très-bonne.

Obs. XVIII. — *Épanchement pleurétique occupant les trois quarts de la
cavité thoracique.* — Une dame âgée de cinquante ans, non réglée
depuis trois ans et d'un tempérament lymphatico-nerveux, contracta
la grippe pendant l'hiver de 1854. Cette affection se prolongeant pendant plus longtemps qu'à l'ordinaire, une pleurésie sans douleur
s'établit du côté gauche et fut suivie d'un vaste épanchement pleurétique. L'oppression devint telle que les médecins qui donnaient des
soins à cette malade furent sur le point de proposer la thoracentèse.

Cependant les sudorifiques, puis les purgatifs drastiques combinés
avec de larges vésicatoires amendèrent un peu cet état; mais les
forces s'affaiblirent tellement que l'œdème s'empara des membres
inférieurs, et la malade ne pouvait quitter son fauteuil sans être prise
d'orthopnée. La peau sèche, rude et terreuse. Nous étions alors au
commencement du mois de juin. Je proposai le Mont-Dore; on redou-
tait beaucoup que la malade ne pût accomplir un voyage de 150 lieues.
Elle s'y rendit cependant à petites journées, et le résultat de cette

première saison fut tel que l'œdème des membres disparut et que
l'épanchement pleurétique diminua beaucoup sous l'influence des
eaux, qui produisirent des sueurs générales et ramenèrent l'appétit
éteint depuis longtemps.

La malade retourna dans ses foyers, beaucoup plus forte et très-
contente du résultat obtenu. Tout mouvement fébrile avait cessé et
l'épanchement avait diminué d'un tiers en étendue. Mais la matité
tanquam percussi femoris, existait toujours dans presque la moitié de
l'étendue de la partie postérieure de la poitrine.

Madame ... passa encore l'hiver suivant dans sa chambre sans
accidents nouveaux, toussant un peu et conservant de la dyspnée qui
augmentait dans le décubitus sur le côté sain. Au printemps elle prit
le lait d'ânesse et revint au Mont-Dore au commencement de juillet.

Cette seconde saison amena un résultat semblable au premier : des
sueurs générales se manifestèrent dès les premiers jours du traitement, ainsi que de nombreux furoncles; un appétit très-vif se
déclara et la malade revint, la figure pour ainsi dire bouffie par un
embonpoint survenu trop rapidement.

Cette fois il n'y a plus traces d'épanchement; mais la respiration
est faible dans tout le côté malade, on entend au bas du mamelon un
bruit de frottement sec et rude, mais sans bronchophonie, et la malade
l'entend elle-même par instants. La peau est entièrement dépouillée
de ses enduits terreux; elle est douce et onctueuse. La malade marche
facilement et sans dyspnée; elle peut se coucher indifféremment d'un
côté ou de l'autre.

Cette personne est revenue une troisième année au Mont-Dore, et
aujourd'hui elle se porte très-bien.

Ce fait, s'il était isolé, perdrait assurément beaucoup de sa valeur, car on voit tous les jours des suffusions séreuses accumulées,
soit sous la peau, soit dans l'une des diverses cavités closes de l'économie, disparaître sous l'influence de sueurs abondantes. Mais on sait
aussi combien sont infidèles les médicaments de la classe des sudorifiques ou des diurétiques. Est-ce par l'une de ces voies ou par toutes
les deux à la fois qu'agissent alors les eaux du Mont-Dore? Le traitement thermal ouvre, pour ainsi dire, à l'absorption les diverses bou-
ches capillaires, et en modifiant toutes les glandes et toutes les sécrétions du corps, il imprime à l'économie entière une vitalité nouvelle
par suite de laquelle l'équilibre tend de plus en plus à se rétablir.
Combien d'épanchements pleurétiques, d'ailleurs, n'ont-ils pas disparu
au Mont-Dore sans qu'on ait pu invoquer d'une manière directe et
exclusive, soit l'apparition de sueurs, soit l'abondance des urines;
on ne peut donc s'empêcher de reconnaître qu'il se passe dans la
trame intime de nos organes des phénomènes aussi occultes que

ceux qui président à la formation, et si l'on peut ainsi dire, à la vitalité de nos sources.

La pneumonie chronique, beaucoup plus rare dans la pratique ordinaire que dans les livres, se rencontre cependant au Mont-Dore, rendez-vous général de toutes les affections chroniques de la poitrine.

OBS. XIX. — *Pleuropneumonie chronique.* — Une dame âgée de trente-sept ans, d'une bonne constitution, contracta, il y a deux ans, à la suite d'un refroidissement, une maladie de poitrine pour laquelle elle fut obligée de garder le lit pendant un peu plus d'un mois. Des sangsues, des vésicatoires, des potions antimoniées diverses furent prescrites et firent cesser l'état aigu ; mais il resta toujours un peu de dypsnée augmentant par instant et surtout dans la marche sur un plan ascendant. La dyspnée n'ayant jamais cessé entièrement, malgré le rétablissement apparent de la santé, cette personne se rendit au Mont-Dore, à la fin de juillet 1851, dans l'état suivant :

Apparence extérieure de santé, mais oppression pendant les temps humides et dans toute espèce d'efforts. Pas de troubles vers les organes digestifs et circulatoires ; parfois seulement il y a quelques palpitations et la malade éprouva un retard de six semaines sans présenter aucun autre signe de grossesse ; elle n'a d'ailleurs jamais eu d'enfant.

A la partie postérieure et moyenne du côté gauche de la poitrine, dans un espace large comme la paume de la main, on trouve au centre une variété de souffle tubaire, une respiration voilée et quelques râles humides dans un certain périmètre ; la percussion elle-même accuse une différence de son avec le côté correspondant ; une douleur vague allant de l'épaule au côté gauche de la poitrine existe avec plus ou moins d'intensité ; il y a un peu de toux, mais le plus ordinairement sans expectoration.

La crainte de nous trouver en présence d'une grossesse commençante nous fit entreprendre le traitement avec une certaine timidité. Les eaux en boisson et les douches de vapeur sur le côté furent seulement prescrites, et dès le septième jour, les règles revenaient sans colique, sans caillots de sang, comme à l'état normal. Ce premier résultat diminua notablement la dyspnée ; les demi-bains, les pédiluves furent ajoutés au traitement, et la malade quitta le Mont-Dore dans un état très-satisfaisant. Les bulles de râles situées dans la portion de poumon splénisée sont plus larges, mais moins nombreuses ; la respiration est plus libre, la douleur de côté très-peu prononcée ; l'embonpoint est revenu.

Le traitement thermal n'a pas pu être appliqué dès le début dans toute sa rigueur, et cependant l'amélioration survenue ne laisse aucune espèce de doute sur les effets d'une seconde saison.

Obs. XX. — *Pneumonie chronique.* — Une jeune Marseillaise, âgée de douze ans, fille d'un de nos confrères les plus estimés, nous fut amenée au Mont-Dore le 3 juillet 1862, pour une pleuro-pneumonie du côté droit ayant résisté, entre autre chose, à l'application de dix-huit vésicatoires. La maladie date de six mois; mais, depuis deux mois, il n'y a plus ni toux ni expectoration, il y a seulement de l'oppression; la santé générale paraît bonne, et l'enfant est très-forte pour son âge. Nous constatons, avec le père de l'enfant, une submatité dans toute l'étendue du lobe inférieur droit et une respiration soufflante avec retentissement de la voix et de la toux. — J'annonçai à notre distingué confrère qu'il ne se passerait pas douze jours de traitement sans que sa jeune enfant, soit reprise de toux et en même temps de râle crépitant dans toute l'étendue de l'organe malade. En effet, dès le neuvième jour, notre confrère, qui auscultait tous les jours son enfant, nous fit appeler, heureux de nous faire constater l'apparition du râle dont nous lui avions parlé. — Ce râle, au dix-huitième jour, existait à peine, et la résolution du poumon était presque complète.

CHAPITRE VII

Asthme. — Emphysème pulmonaire. — Hémoptysie essentielle.

On sait que l'asthme n'est pas rare et que nulle part on n'en rencontre plus qu'aux thermes du Mont-Dore. C'est là assurément la station thermale la plus favorable au traitement de cette terrible et opiniâtre affection. L'asthme, l'angine de poitrine, l'emphysème pulmonaire, de la même famille pour leur symptomatologie, de famille différente au point de vue de leur nature, et dépendant tantôt du nervosisme, tantôt de l'arthritisme et plus rarement de la diathèse herpétique, se présentent aux divers âges et sont plus ou moins modifiés par l'action énergique des eaux. Bertrand apprit un jour de l'un de ses malades, qu'un asthme humide dont il était atteint et pour lequel il n'était pas venu aux eaux, avait disparu avec la douleur rhumatismale qu'il espérait seule voir guérir. Ce malade, avec la sagacité instinctive que ceux qui souffrent montrent souvent à l'endroit de leurs propres douleurs, attribuait ce résultat aux vapeurs d'eau qu'il aspirait durant la douche. Bertrand conçut à l'instant l'idée des aspirations, et peu de temps après, l'eau minérale élevée à une haute température dans des vases clos, fournissait aux malades ces précieuses vapeurs qui ont tant contribué à la fortune et à la réputation médicale du Mont-Dore (1).

Nous croyions autrefois, comme beaucoup de nos confrères, qu'une fois qu'on était asthmatique on l'était pour toujours; eh bien, nous avons été, au Mont-Dore, témoin de faits d'asthmatiques guéris depuis trois, quatre et cinq ans, c'est-à-dire qui ont cessé complétement d'avoir des accès de dyspnée quelquefois après une seule campagne, mais plus souvent après deux, trois et quatre cures à ces thermes. Sans doute ce sont là encore des cas exceptionnels, et ces exceptions se rencontrent particulièrement dans les asthmes de nature nerveuse, dans ceux par exemple qui ne laissent dans les organes de l'hématose aucune trace de leur passage une fois la crise parfaitement terminée. En voici quelques exemples:

Obs. XXI. — *Asthme nerveux sec.* — Un ancien élève de l'Ecole polytechnique, âgé de vingt-huit ans, très-brun et très-nerveux, fut pris, à la suite d'excès de travail, d'accès de dyspnée revenant sous l'influence de la moindre cause; aucun membre de la famille n'est asthmatique. D'après les conseils du docteur Gendrin, il se rendit au Mont-Dore le 3 juillet 1861.

La respiration est bonne partout ainsi que la sonorité; il n'y a en ce moment ni toux ni expectoration, mais seulement un peu de sibilance dans la région de l'épaule droite; le dernier accès, qui a duré six jours, a eu lieu il y a trois semaines. — Le commencement de la maladie date de trois ans. Une première saison est suivie sans être accompagnée d'accès; — les crises, qui revenaient deux ou trois fois par mois, ne reviennent plus qu'une dizaine de fois dans l'année. — Nouvelle saison en 1862, suivie du même résultat sur place et consécutivement. Ce jeune homme revint une troisième fois en 1863; — les accès cessent

(1) Michel Bertrand, *Sa vie, ses œuvres,* par Allard. (*Gazette des eaux,* 4e année, 16 mai 1861.)

complétement et ils ne s'étaient pas reproduits encore au mois de novembre 1866. .

Obs. XXII. — *Asthme nerveux humide.* — Un ecclésiastique, âgé de trente-trois ans, d'un tempérament lymphatique, né de parents sains et non asthmatiques, contracta, à l'âge de dix-huit ans, un catarrhe qu'il garda pendant six semaines. Jusqu'à l'âge de trente ans sa santé fut bonne. Mais depuis cette époque, sans cause connue, M. B... est pris d'une oppression nocturne d'abord qui le force bientôt à sortir du lit, puis revenant parfois le jour, mais jamais aussi prononcée que la nuit; bientôt il s'y joint un catarrhe qui donne le matin quelques crachats blanchâtres ou jaunâtres plus ou moins aérés. Diverses médications furent employées sans succès pour combattre cet état, et après un an de durée, la santé s'affaiblissant, M. B... fut soumis aux eaux du Mont-Dore transportées.

Sous cette nouvelle influence, l'oppresion de la nuit et les crachats du matin diminuèrent de plus en plus, si bien que pendant trois mois M. B... crut à une guérison.

Mais avec l'hiver revint la dyspnée, quelquefois dans le jour, et presque toujours la nuit, ainsi que le catarrhe.

M. B... but encore les eaux transportées, et fut alors, comme la première fois, trois à quatre mois sans souffrir.

Au mois de janvier 1858, la maladie est revenue avec ses symptômes ordinaires, au point de rendre très-pénibles les fonctions de ministre du culte. D'après les résultats obtenus des eaux transportées, M. B... n'hésita pas à venir les boire sur place. Préparée d'abord par un traitement peu actif, cette personne fut soumise ensuite à toutes ses rigueurs. A l'arrivée, la poitrine résonnait bien partout, et cependant le bruit respiratoire n'avait ni l'ampleur ni le moelleux qu'on rencontre à cet âge; à droite, en arrière et vers le tiers moyen du thorax, la respiration est encore plus voilée qu'ailleurs; elle s'accompagne d'un peu de râle ronflant; le cœur et les gros vaisseaux n'offrent rien à noter, pas plus que les voies digestives.

Pendant les vingt jours que M. B... a passés au Mont-Dore, non-seulement l'étouffement nocturne n'a pas augmenté, mais il a disparu complétement, et à l'auscultation on ne retrouve plus les régions primitivement malades. M. B... est tellement satisfait qu'il forme le vœu de revenir l'année suivante.

Obs. XXIII. — *Affections rhumatismales, emphysème pulmonaire, catarrhe humide, bruit de souffle au cœur.* — M. Z..., âgé de soixante ans, ancien négociant, d'un tempérament très-lymphatique, mais fortement constitué, a toute sa vie eu l'haleine courte et des attaques fréquentes de rhumatisme articulaire, dont les doigts de la main droite présentent encore quelques traces d'engorgement. Son père est mort vieux, mais il était atteint de la même maladie.

Les symptômes de l'emphysème général existent au plus haut degré ; sonorité exagérée dans toute la poitrine, effacément des creux post et sub-claviculaires; râles muqueux et sibilants généraux, s'entendant à distance; pouls régulier, légèrement intermittent, non fébrile; cœur volumineux, mais en rapport à peu près avec le volume du poing du malade; cependant il paraît enveloppé par des lames de poumon emphysémateux; bruit de souffle aortique très-prononcé. Expectoration abondante de crachats muqueux aérés, surtout le matin au réveil et le soir après le repas. Pas d'hémoptysie ni d'hémorrhoïdes; fonctions digestives bonnes.

M. Z... est soumis au traitement thermal pendant vingt jours consécutifs : eau en boisson, demi-bains dans les cuves, douches entre les épaules alternées avec les douches sur les avant-bras, aspiration et pédiluves.

Le catarrhe bronchite fut tellement modifié par le traitement que, quinze jours après, M. Z... put faire de longues courses à pied, et un jour il eut même l'imprudence de gravir sur la croupe du pic du Capucin sans éprouver trop d'étouffement. Au départ du Mont-Dore, le côté gauche de la poitrine respirait beaucoup mieux que celui du côté droit, il y avait plus de force et d'embonpoint, mais toujours de la dyspnée. Le bruit du cœur n'avait pas varié.

A ces faits nous pourrions ajouter celui d'un ingénieur en chef des ponts et chaussées, affecté aussi lui d'asthme nerveux et qui, après la deuxième saison, n'a pas vu reparaître son affection. Cet ingénieur est revenu en 1864 et en 1867, heureux de nous faire constater le bon état de sa santé.

Citons seulement une dame de Sceaux, cliente du docteur Thore, âgée de 68 ans, atteinte d'un asthme nerveux de la plus grande violence et qui après la seconde campagne a vu sa maladie disparaître complétement, c'est-à-dire qu'après douze mois il n'y avait pas traces d'accès et à l'auscultation aucun bruit anormal. Il en est encore de même d'un sous-intendant militaire âgé de 50 ans, qui après avoir suivi l'armée de Syrie, passa au Mexique où il fut pris d'accès d'asthme sous l'influence des brusques variations de température auxquelles il fut soumis. Obligé de quitter le corps expéditionnaire, cet officier revint en Berri, dans sa famille, où les accès ne firent

que continuer comme par le passé. — Il fut alors envoyé au
Mont-Dore, d'après les conseils du docteur Joulin, en juillet
1867. Le traitement thermal fut suivi exactement et sans interruption malgré quelques crises qui se manifestèrent. —
Cet officier est revenu en 1868, il nous déclare que depuis son
départ du Mont-Dore l'année dernière, il n'a pas eu la plus
petite menace d'accès. — La respiration, en effet, est pure
et meilleure dans toute son étendue; il suit aujourd'hui un
traitement purement préventif.

CHAPITRE VIII

Phthisie pulmonaire.

S'il est un fait aujourd'hui accepté par la plus grande
partie des praticiens, c'est que la guérison de la phthisie
pulmonaire n'est pas absolument impossible. Cette idée, déjà
émise il y a plus de vingt ans par le professeur Cruveilhier
dans ses leçons publiques à la Faculté de médecine de Paris,
n'était en quelque sorte que le corollaire de cette assertion
plus ancienne de Morton : « Ils seraient (les tubercules) la
perte du genre humain, s'ils conduisaient inévitablement à la
mort (1). »

L'illustre Sydenham tenait à peu près le même langage.
Mais les opinions de ces deux praticiens anglais per-
dirent la plus grande partie de leur valeur, lorsqu'au commencement de ce siècle Laennec, en venant révéler au monde
médical l'auscultation médiale, établit d'une manière péremp-
toire la ligne de démarcation entre le catarrhe pulmonaire
simple et le catarrhe tuberculeux.

Constatons dès à présent avec plaisir que chaque jour voit

____

(1) Morton, *Phthisiologia seu exercitationes de phthisi*, Londres, 1689.

augmenter le nombre des médecins qui croient à la curabilité de la phthisie. M. Andrieux (de Brioude) a rassemblé
avec soin les noms des autorités scientifiques qui sont à la
tête de ce grand mouvement, qui ne pourra que tourner au
profit de l'humanité. (Voyez *Annales des maladies chroniques*,
juillet, n° 2, 1860.)

Nous ne nous étendrons pas sur les deux modes de guérison
des tubercules pulmonaires, généralement reconnus aujour-
d'hui. Tout le monde sait que dans l'un ce corps amorphe se
densifie, se concrète et s'imprègne de dépôts calcaires : c'est
le tubercule crétacé; dans l'autre il se ramollit, se désagrége
et est expulsé par les efforts de toux, mélangé avec les produits de sécrétion plus ou moins abondants des bronches.
Dans ce dernier cas, il reste à sa place une cavité ou caverne
dont les parois peuvent se rapprocher, se souder et donner
naissance à des brides cicatricielles si la solution de continuité
est petite; dans le cas contraire, la poche creusée au sein
même du parenchyme pulmonaire peut rester fistuleuse et se
recouvrir d'une fausse membrane muqueuse dont les produits
s'identifient avec ceux des bronches et de la trachée. Aussi
pouvons nous dire, avec Carswel, que l'anatomie pathologique
n'a jamais démontré avec une évidence plus concluante la
curabilité d'une maladie que celle de la phthisie pulmonaire.

Enfin, un troisième mode se présente naturellement à
l'esprit, quoiqu'il soit bien loin encore d'être démontré :
c'est la terminaison par résolution ou absorption.

Quiconque cependant se livre avec quelque attention à
l'étude des grands phénomènes de physiologie pathologique
touchant ce que nous appelons l'*absorption*, ne tarde pas à
être frappé autant d'étonnement que d'admiration s'il veut
chercher à se rendre compte de phénomènes physiques
appréciables dans leur forme, mais vitaux, intangibles dans
leur fond. Ainsi, voilà un homme qui en quelques jours, en
quelques heures, soit pendant l'état de santé, soit plus souvent pendant le cours ou à la fin d'une maladie aiguë, qui,
dis-je, est pris tout à coup d'un énorme gonflement de la

glande parotide ; eh bien ! en moins de quelques jours aussi, quelquefois même du soir au lendemain matin, cette tuméfaction qui mesurait plusieurs centimètres de circonférence, a disparu et est remplacée soit par une orchite, soit par un état morbide nouveau qui trop souvent menace rapidement la vie du malade. Nous disons alors qu'il y a eu métastase; mais par quel mécanisme s'est effectuée cette soudaine disparition d'un engorgement alors qu'il eût fallu à l'art bien des semaines pour en opérer la résolution. Or, si nous ne pouvons surprendre ce merveilleux mécanisme de l'absorption s'effectuant sous nos doigts étonnés et en présence, pour ainsi dire, de tous nos sens attentifs, que sera-ce donc lorsque nous voudrons assister à ces mêmes phénomènes dans des cavités obscures et profondes, comme le sont les trois cavités splanchniques ?

Si, passant à un autre ordre de phénomènes, nous nous arrêtons aux états organopathiques connus sous les noms de goutte, de rhumatisme articulaire aigu, d'hydropisie active aiguë des synoviales et celles de la plupart des cavités closes de l'économie, partout nous voyons la force d'absorption s'exercer en conservant le secret de ses mystères.

Et si, poursuivant notre étude, nous passons des diverses collections séreuses ou synoviales aux collections purulentes qui, sous l'influence des causes les plus diverses, se creusent dans la trame intime de nos organes, ici sous forme de petits foyers isolés, circonscrits, avec ou sans kystes, n'ayant d'autre support que le tissu cellulaire, là au centre même des glandes sécrétantes, comme les mamelles, la parotide, etc., ou non sécrétantes, comme les ganglions lymphatiques, personne ne conteste aujourd'hui la possibilité de la résorption, pas plus que n'a jamais été niée celle du sang épanché, extravasé dans la trame des tissus, qu'il soit cellulaire, musculaire, parenchymateux ou même osseux.

Enfin, il n'est pas jusqu'aux matières minérales, jusqu'aux calculs formés de toute pièce dans les réserves de l'économie animale qui, sous l'influence de certains agents immédiats et plus souvent médiats, ne se dissocient, ne se désagrégent et ne se laissent aller à une dissolution, par suite de laquelle ils sont éliminés avec les produits de sécrétion, au milieu desquels ils ont pris naissance. Pour être exceptionnels, ces faits n'en existent pas moins. Or qu'est-ce donc que cette granulation grise, que ce tubercule, toujours et partout réfractaire, auquel nous nous obstinons à refuser tout travail de résolution ou de résorption? Et cependant, qui n'a pas rencontré dans le cours de sa pratique au moins une fois un ganglion tuberculeux situé sous le maxillaire inférieur d'un jeune sujet, ne dépassant pas le volume d'une amande, rester indolent, dur, résister longtemps, très-longtemps à divers traitements, mais enfin finir par se fondre et disparaître sans s'abcéder et sans laisser traces de son passage ? Le grand chef de l'école physiologiste, Broussais, n'a-t-il pas écrit : « Je ne puis m'empêcher de croire que les tubercules se résolvent » ? Laissons d'ailleurs la parole à M. le docteur Mandl ; les recherches de ce savant médecin tendent de plus en plus à apporter la lumière sur un problème qu'il appartient à la science moderne de résoudre. « Les recherches que je poursuis depuis quelque temps, dit-il (1), sur l'histologie des tubercules, tendent de plus en plus à établir que ces corps sont autant de produits d'*exsudation plastique*; or personne n'ignore que les exsudations peuvent être résorbées. »

Mais voici venir un jeune et savant expérimentateur, professeur au Val-de-Grâce, le docteur Villemin (2), qui nous montre *de visu*, l'inoculation de la matière tuberculeuse de l'homme au lapin et des lapins entre eux ainsi qu'aux cochons d'Inde. Ce grand fait de physiologie expérimentale finit par dessiller les yeux à ceux qui doutaient encore de la possibilité de la transmission de la phthisie par voie d'exhalation et le nombre s'en accroît tous les jours. Car les nouveaux faits relatés dans la thèse couronnée du docteur Roustan (de Cannes) (3),

(1) *Académie des sciences*, avril 1860.
(2) Villemin, *Études sur la tuberculose*, Paris, 1868.
(3) Roustan, *Sur l'inoculabilité de la phthisie*, thèse, Paris, 1867.

en confirmant les expériences du docteur Villemin, ne sont que l'éclatante démonstration de cette formule énoncée par M. J. Cruveilhier dans ses cours à la Faculté dès l'année 1838, à savoir : *On peut produire le tubercule à volonté, donc le tubercule n'est pas incurable.* L'honorable professeur ne se doutait pas alors que de son vivant il assisterait à cette grande découverte. Ainsi voilà ce tubercule, sur lequel on discute toujours et partout, à la veille de prendre place à côté des virus. Que devient, en présence de ces données, la théorie qui fait éclore la matière tuberculeuse du tissage de la dartre avec la goutte ou le rhumatisme?

Ces théories savamment élaborées dans le silence du cabinet brillent à la manière des feux d'artifice, mais aussi elles n'en ont que la durée.

La découverte du docteur Villemin, confirmée par une série d'expérimentateurs français et étrangers, fut bientôt portée devant l'Académie de médecine où elle fut l'occasion d'un rapport mémorable d'un autre habile expérimentateur, le docteur Colin. — Pendant plus de six mois s'engage alors sur le tubercule une discussion à laquelle prennent part tous les membres les plus autorisés, discussion dont l'examen nous entraînerait beaucoup trop loin (1) ; les uns défendant avec MM. Barth et Guéneau de Mussy les idées de notre immortel Laënnec, auquel en ce moment même on élève, dans son pays natal, une statue de bronze; les autres, avec MM. Béhier et Chauffard, se faisant les défenseurs des idées de Virchow.

L'un des derniers orateurs, le professeur Bouillaud, a admirablement résumé cette discussion en montrant d'une part que les fameuses théories d'outre-Rhin sur la tuberculisation n'étaient rien moins que les idées de Broussais, importées à Berlin, sans qu'on ait jamais cité son nom, et revenues en France, mais avec beaucoup de noms nouveaux et pas mal de théories purement hypothétiques justifiant ainsi les réclamations de M. Briquet, contre cette invasion de dénominations nouvelles

____

(1) *Bulletin de l'Académie de médecine,* 1867-1868.

plus ou moins bizarres, justifiant aussi cette apostrophe du Mirabeau de l'Académie à l'un de ses adversaires : Je vous défie de nous donner *une définition du tubercule.* Ce à quoi il fut répondu par M. Émille Chauffard : *Je n'ai pas à faire ici une leçon de pathologie.* (Séance du 9 juin 1868) (1). Enfin M. Villemin est venu lire le 18 août, à l'Académie de médecine, un travail sur la virulence et la spécificité de la tuberculose (2). Après avoir, pour ainsi dire, montré du doigt toutes les phases de l'inoculation et de l'évolution tuberculeuses, commençant par la pointe d'une aiguille pour aboutir aux masses caséeuses multiples que nous connaissons, ce grand physiologiste, convaincu que la première qualité du savant, c'est d'abord la clarté, a rappelé que toutes les objections que l'on faisait à sa découverte étaient exactement les mêmes que celles qui avaient été adressées autrefois sur la non-virulence de la syphilis et sur la non-virulence de la morve-farcin.

Cette discussion n'aura cependant pas été stérile, car en ouvrant des voies nouvelles elle est venue confirmer ce que nous avons imprimé il y a dix ans, à savoir que les tubercules étaient susceptibles d'être résorbés. Si, en effet, ces corps sont des produits analogues aux globules de pus, c'est-à-dire des exsudats phlegmasiques ou pseudo-inflammatoires, on ne voit pas pourquoi ils seraient réfractaires à l'absorption. Or, c'est ce grand fait qui vient d'être annoncé à l'Académie de médecine, par M. Colin lui-même. J'ai vu, dit ce célèbre expérimentateur, dans une série d'expériences la résorption du tubercule, *j'ai vu,* ajoute-t-il, *des tubercules se résorber après avoir subi la dégénérescence caséeuse* (3).

Ainsi donc, avec Broussais, avec nos distingués collègues MM. Mandl, Colin, Herard, Cazenave, Sandras, Sales-Girons

<hr>

(1) Émile Chauffard, *Bulletin de l'Académie impériale de médecine,* t. XXXIII, p. 545.

(2) Villemain, *De la virulence et de la spécificité de la tuberculose,* lu à l'Académie de médecine le 18 août 1868. (*Bulletin de l'Académie de médecine,* t. XXXIII, p. 746, et *Gazette hebdomadaire.*)

(3) *Bulletin de l'Académie de médecine,* t. XXXIII, séance du 23 juin 1868.

et tant d'autres, nous croyons à la résolution possible des
tubercules en général et des tubercules pulmonaires en particulier. « La Providence, dit ce dernier auteur, luttant contre
l'aveuglement des savants, démontre matériellement la réduction des tubercules à tous les degrés de développement. » Nous
ne nous dissimulons pas toute la gravité de la tâche que nous
entreprenons ; longtemps encyclopédiste, il nous a été donné
plus d'une fois de voir nos confrères les spécialistes trop circonscrits dans leur domaine s'engager dans des voies téné-
breuses et parfois erronées. Nous ferons tous nos efforts pour
éviter de nous égarer dans de pures conceptions de l'esprit,
et pour que la discussion à laquelle nous allons nous livrer ne
sorte pas du terrain des faits et des faits recueillis dans toute
leur simplicité sans préméditation comme sans arrière-
pensée, et avec toute l'autorité et l'authenticité désirables,
notre but à tous devant être de marcher à la découverte de la
vérité.

Prenant la phthisie pulmonaire à tous les degrés, nous
nous proposons de la soumettre, sous les yeux du lecteur
incertain et douteux, au grand creuset de l'établissement
hydrothermothérapique du Mont-Dore, et nous nous estimerons heureux, non pas de le convaincre à l'évidence et à la
vérité de nos assertions, — notre ambition est plus bornée,
— mais de pouvoir seulement ébranler ses doutes au point
de vue de la curabilité de cette maladie et provoquer de sa
part un examen critique impartial et consciencieux. La vérité
n'est qu'à ce prix.

Afin de laisser le moins de doute sur le diagnostic et sur
la nature de la maladie, nous diviserons ce travail en deux
grandes sections. Dans l'une nous comprendrons tous les cas
de phthisie au premier degré (phthisie douteuse), dans l'autre
tous ceux du second et du troisième degré (phthisie confirmée).

Chaque section comprendra deux classes :

Première classe : Phthisie héréditaire.

Deuxième classe : Phthisie acquise.

Déjà au congrès médical de Bordeaux, en 1865, nous avons

établi et prouvé, dans un mémoire lu devant la savante assemblée (1), que la viciation de nutrition paraissait être la loi fondamentale qui préside à la germination et à l'évolution des tubercules. Entre autres faits nous avons cité les suivants que nous extrayons de l'un des chapitres de ce mémoire.

Les grandes industries de chemins de fer comptent deux grandes classes d'employés, ceux du service sédentaire et ceux du service actif. Parmi ces derniers, il y a la catégorie dite des poseurs, employés exclusivement aux travaux d'entretien et de réfection de la voie. Ces hommes passent 12, 15, et quelquefois 17 heures dehors, exposés pendant l'année entière à toutes les vicissitudes atmosphériques, tantôt sous des tunnels glacés, tantôt dans des tranchées sablonneuses brûlées par le soleil; ils n'ont en général que peu ou point d'abri, si ce n'est une peau de chèvre pour les garantir du froid ou de la pluie (je parle de la Compagnie d'Orléans, à laquelle nous sommes attaché comme médecin depuis la fondation). Or, ces hommes-là ne sont presque jamais malades, et lorsqu'ils le deviennent, toutes leurs maladies se résument dans le mot *arthritisme*. Comptent-ils pour cela beaucoup de phthisiques? Consultez les tableaux statistiques si savamment dressés par notre médecin principal M. le docteur Gallard, vous en trouverez à peine quatre, et le plus souvent encore de cause héréditaire, 4 poseurs morts de la phthisie, notons bien le fait, et cela pendant combien de temps? pendant une période de 7 ans, de 1858 à 1864; tandis que pendant la même période de temps, les autres employés, quoiqúe bien moins nombreux que les poseurs, ne comptent pas moins de 103 décès par la phthisie, sur un personnel d'environ 20,000 employés. Le travail des bureaux, voilà ce qui engendre la phthisie; nous ne connaissons pas d'arguments plus péremptoires contre la théorie nouvelle de l'évolution des tubercules, et de preuves plus décisives en faveur du travail en plein air, malgré l'influence de

____

(1) Du choix d'une eau thermale dans le traitement des maladies de poitrine. (*Congrès médical de France*, 3ᵉ session, tenue à Bordeaux. Paris, 1866, p. 642.)

toutes les intempéries non-seulement des saisons, mais encore
de chaque jour. Non, non, l'arthritisme et l'herpétisme, qu'ils
soient *tissés* ou qu'ils soient séparés, ne donnent pas plus naissance à l'hyperplasie tuberculeuse qu'ils n'engendrent l'asthme
ou l'emphysème, comme on le prétend encore. C'en serait fait
du genre humain. Personne n'ignore que la tuberculose est
inconnue chez les espèces qui vivent à l'état sauvage, mais
qu'on la fait naître à volonté chez ceux qui sont élevés en do-
mesticité, témoin les singes qui vivent au Jardin des Plan-
tes, les vaches maintenues recluses à l'étable, etc., etc.
L'observation démontre chaque jour que tout homme placé
dans les mêmes conditions prend la même maladie. Vous ne la
trouverez pas plus chez les conducteurs de voiture que dans
les armées en campagne ; mais bien dans les casernes , comme
elle est dans les bureaux des grandes compagnies industrielles,
dans les manufactures, dans les populations tassées des villes;
peu ou point chez le cultivateur, qui est souvent visité par la
dartre et plus souvent encore par le rhumatisme. Choisissez
un bon milieu ambiant , pratiquez religieusement une bonne
hygiène, et la tuberculose, ce fléau dont on nous menace de
toutes parts, disparaîtra pour toujours.

Or, voilà qu'aux grandes assises qui se sont tenues à Paris,
au congrès médical international de 1867 (1), nos idées vient-
nent de recevoir une consécration formelle, et comme conséquence, ce sénat de la science, composé des hommes les plus
éminents, venus des quatre coins de l'univers, comme nous,
ils proclament encore que c'est à l'*hygiène*, à un bon régime,
à une bonne alimentation, à un bon climat, qu'il faut avoir
recours pour combattre efficacement cette terrible maladie;
que disions-nous à Bordeaux un an auparavant : *Choisissez un*
bon milieu ambiant, pratiquez religieusement une bonne hygiène, et
la tuberculisation, ce fléau dont on nous menace de toutes parts,
disparaîtra pour toujours (2).

(1) *Congrès médical international* de 1867, Paris, 1868.
(2) *Congrès médical de Bordeaux*, Paris, 1866, page 650.

Mais ce n'est pas tout, le congrès de Paris, en proclamant la supériorité des pratiques de l'hygiène, a déclaré formellement que le *fer*, l'*iode* et le *soufre* étaient nuisibles aux tuberculeux, et que ces agents devaient être en général bannis de leur thé-rapeutique. Ainsi, voilà d'un seul coup toute la classe des eaux minérales sulfureuses expulsées du formulaire des phthi-siques.

SECTION I. — PHTHISIE DOUTEUSE NON CONFIRMÉE

Pour les maîtres de l'art, pour ceux qui auscultent chaque jour un plus ou moins grand nombre de malades, le diagnostic de la maladie au premier degré s'établit avec la plus grande facilité, grâce aux précieuses recherches en ce genre que nous ont léguées les hommes de notre époque. Et cependant, malgré la précision des signes stéthoscopiques et plessimé-triques, quel est le praticien qui n'a pas plus d'une fois voulu attendre avant d'être affirmatif, avant de jeter sur le papier une expression dont les échos retentissants vont jeter, je ne dirai pas le deuil, mais le chagrin dans toute une famille? Le bruit du craquement sec, que quelques auteurs considèrent comme ayant une valeur pathognomonique, ne jouit pas pour nous de ce grand privilége, et nous avouons humblement n'établir le diagnostic de la maladie à son début qu'avec un ensemble de signes admis par la majorité des praticiens.

PHTHISIE HÉRÉDITAIRE

Obs. XXIV. — *Symptôme de phthisie au premier degré; guérison com-plète par deux saisons aux thermes de Mont-Dore.* — Madame A... a perdu son père et sa mère, ainsi que deux tantes du côté paternel, tous de la phthisie pulmonaire; elle est très-brune, d'un tempérament lympha-tico-sanguin, bien réglée, mais sujette aux flueurs blanches, et fut traitée, il y a douze ans, pour une affection de l'utérus. Elle a eu trois enfants qui ont succombé avant l'âge de deux ans ; elle-même est âgée de trente-cinq ans.

Madame A... s'enrhume avec la plus grande facilité pendant la saison froide, et ne se porte jamais mieux que durant les chaleurs de l'été.

Au mois de novembre 1858, elle reçut une lettre de l'île Bourbon, lui annonçant que son cousin germain venait de succomber à la phthisie pulmonaire. C'est de cette époque que date l'invasion de sa maladie, qui s'est caractérisée par de la douleur au larynx, un chatouillement désagréable le long de la trachée-artère, une toux tout à fait sèche et quotidienne sans être trop fréquente, des douleurs vagues dans le dos et dans l'épaule droite, de l'affaiblissement de la voix le soir, de la dyspnée pour monter l'escalier, beaucoup d'amaigrissement et de diminution des forces par suite de la perte d'appétit.

D'après les conseils de M. le docteur Guérineau, cette dame se rendit au Mont-Dore le 23 juillet 1859.

Il n'y a ni matité ni bronchophonie dans aucun point de la poitrine ; mais sous l'aisselle droite et sous le tiers moyen de la clavicule de ce côté, les deux temps de la respiration, qui est saccadée, sont prolongés et s'accompagnent de craquements humides avec un bruit de taffetas plus prononcé pendant la toux. A gauche on ne trouve rien de semblable. Il y a eu deux fois de très-petites hémoptysies, et la menstruation ne dura que deux jours au lieu de cinq.

Les premiers jours du traitement furent mal supportés ; le sommeil, l'appétit ne revinrent qu'après sept ou huit jours, et la malade prenait beaucoup d'ennui, persuadée qu'elle était atteinte d'un mal de famille dont elle ne guérirait pas. Elle quitta les eaux le 13 août dans un état beaucoup plus satisfaisant, et de petites bouffées de râle crépitant fin se faisaient entendre du côté lésé.

Madame A... revint aux eaux le 4 juillet 1860 ; l'hiver s'est bien passé, sans accidents ; cependant, au mois de février, la toux et l'affection catarrhale sont revenues, mais sans fièvre ; les eaux transportées furent prises alors, et depuis cette époque la toux a cessé. Aussi aujourd'hui la malade a pris de l'embonpoint, elle n'est plus triste, bien plus abondamment réglée, toutes les fonctions se font bien.

A l'auscultation on n'entend plus que de très-légers craquements secs dans la fosse sus-épineuse. La saison est parfaitement bien supportée, l'appétit et le sommeil excellents, et au départ qui eut lieu le 4 juillet, on constate une respiration douce et moelleuse partout ; seulement le bruit respiratoire est un peu renforcé dans la fosse sus-épineuse droite.

Obs. XXV. — *Phthisie au premier degré; guérison après deux saisons.* — Madame la comtesse de E... est âgée de vingt-sept ans, très-brune, lymphatico-nerveuse, bien réglée et mère de deux enfants qu'elle n'a pu nourrir. Sa mère est morte à vingt-huit ans, son frère et sa sœur avant cet âge, tous les trois de la phthisie. Elle tousse depuis cinq ans et a eu plusieurs fois de très-petites hémoptysies.

Matité et bronchophonie intense dans toute la fosse sus-épineuse droite, avec râles humides rares, puis craquements ; expiration prolongée sous la clavicule droite sans matité prononcée. Toux peu intense, mais plus forte le matin que le soir ; expectoration d'une petite quantité de grumeaux de mucosités ; voix voilée le soir en parlant et en s'exposant au froid ; sens et voies digestives en bon état.

Le traitement thermal est commencé le 18 juillet, du dixième au dix-neuvième jour qui fut celui du départ ; le sommet droit du poumon devint le siége de râle crépitant fin, mais sans expectoration et presque sans toux ; il y eut augmentation de l'embonpoint et plus d'animation dans les traits. L'hiver s'est bien passé ; les eaux transportées furent prises au commencement de la saison froide, et la malade, cette année 1859, se trouvait si bien qu'elle a voulu se soustraire aux exigences d'une nouvelle saison.

Mais en 1860, le docteur Guérineau, médecin ordinaire de madame de E..., fut si émerveillé du résultat du premier traitement, qu'il conseille de nouveau les eaux du Mont-Dore. Cette dame y arrive le 3 juillet ; il n'y a plus ni toux ni expectoration, pas de matité à la poitrine, mais dans le sommet du poumon droit le bruit respiratoire est très-faible. Un nouveau traitement est suivi bien exactement pendant vingt et un jours, et madame de E. retourne en Poitou après avoir repris une fraîcheur et un embonpoint remarquables. Il faut la plus grande attention pour retrouver une différence dans le jeu de la respiration, différence qui existe peut-être encore à droite.

Obs. XXVI. — *Phthisie au premier et au second degré ; amélioration très-notable malgré deux saisons incomplétement suivies.* — Madame la vicomtesse de I... est âgée de trente-huit ans, bien réglée, brune et d'une bonne constitution lymphatico-nerveuse. Deux de ses parents du côté paternel sont morts de la phthisie ; elle tousse depuis quatre ans, à la suite d'une grippe dont elle ne put jamais se débarrasser entièrement, et pour laquelle elle a suivi le traitement thermal dans les Pyrénées pendant trois années consécutives sans aucune amélioration.

A son arrivée au Mont-Dore, 5 août 1858, nous constatons :

1° Toux sèche extrêmement fréquente et fatigante pour tout le monde, augmentant par l'action de passer d'un appartement dans un autre, mais nulle la nuit ;

2° Expectoration, seulement le matin, de petites mucosités concrètes sphéroïdales ou inégales ;

3° Bon état des voies digestives, constipation habituelle ;

4° Au sommet du poumon droit, la respiration est rude, râpeuse, tuboïde, entrecoupée, et s'accompagne de craquements humides ; toute

la fosse sus-épineuse est mate à la percussion, avec grand retentisse -
ment de la voix et de la toux; râle sous-crépitant humide aux deux
temps de la respiration.

Rien de particulier dans les autres fonctions. Cette dame, entraînée
par le plaisir des excursions à cheval dans la montagne, ne suit le
traitement que d'une manière incomplète et quitte les eaux sans soulagement notable; cependant, six semaines après, elle tousse moins,
crache peu et reprend de l'embonpoint. L'hiver se passe sans rhume;
et satisfaite de ce premier résultat, elle retourne l'année suivante au
Mont-Dore (1859), où elle arrive le 15 juillet.

L'état local est à peu près le même que celui constaté l'année dernière; la malade a repris de l'embonpoint, et la toux a perdu beaucoup
de sa fréquence et de son intensité; l'expectoration est la même.

Après quinze jours de traitement, madame la vicomtesse de I... est
rappelée précipitamment chez elle pour des besoins de famille. La toux
a encore diminué, ainsi que l'expectoration qui est presque nulle, et
dans la fosse sus-épineuse, l'oreille constate le râle crépitant fin dit
de retour qui ne s'était pas produit durant la première saison.

Obs. XXVII.— *Phthisie au premier et au second degré; modification très-
avantageuse après une seule saison.* — Mademoiselle O..., âgée de vingt-
cinq ans, a perdu sa mère à trente-neuf ans et sa sœur à dix-neuf ans,
toutes les deux de la phthisie. Réglée à dix-sept ans, mais peu régulièrement, mademoiselle O..., qui est blonde, a toujours été pâle et
lymphatique; elle tousse depuis novembre 1857, et en janvier 1858
elle a eu une hémoptysie qui a duré huit jours. Depuis cette époque
elle a toujours été souffrante; les règles viennent régulièrement, mais
très-peu; il y a toux sèche, oppression surtout en marchant. Elle arrive
au Mont-Dore le 29 juin 1859, présentant à l'auscultation les symptômes
suivants :

Pas de matité appréciable, craquements secs dans la fosse sus-épineuse droite et sous la clavicule du même côté; bruit inspiratoire, rude,
tuboïque et sec, non moelleux, comme on le rencontre du côté opposé;
expiration prolongée, saccadée; toux sèche très-fatigante; fonctions
digestives languissantes; constipation et amaigrissement.

Au dixième jour du traitement, les craquements secs s'accompagnent
de quelques bulles de râle crépitant, et à la toux sèche, le matin, a succédé une toux un peu plus humide; il y a un peu d'expectoration
blanche. Au dix-huitième jour, il n'y a plus de râle humide, mais
encore quelques craquements secs et la respiration plus vésiculaire ;
l'appétit et le sommeil sont revenus, ainsi que les règles. J'ai eu des
nouvelles de cette malade cette année 1860 ; la santé n'a pas été dérangée depuis le départ des eaux, mais il y a toujours un peu de toux
le matin.

Obs. — *Tubercules au premier degré ; pharyngite granuleuse; une saison à Ems sans résultat pour les deux affections ; guérison de la première par les eaux du Mont-Dore.* (Docteur Oulmont.) — Madame U…, âgée de trente-cinq ans, constitution délicate, lymphatico-nerveuse. Mère morte à soixante ans phthisique ; deux sœurs, dont une à poitrine délicate ; bien réglée jusqu'à il y a trois ans. Depuis ce moment, irrégularité en quantité, et pour le retour des périodes, le sang est devenu moins rouge, violacé pâle, en petits caillots ; cinq enfants ; grossesses mauvaises ; le dernier accouchement a eu des suites qui ont duré cinq mois.

Depuis trois ans, phénomènes inflammatoires du côté du larynx et du pharynx ; raucité de la voix, avec sécheresse de la gorge augmentant surtout depuis neuf mois et par l'action de parler ; voix voilée le matin et surtout le soir ; toux quelquefois sèche, quelquefois accompagnée de mucosités striées de sang. Depuis quelques mois, sueurs nocturnes peu abondantes, quelquefois diarrhée légère, perte d'appétit, amaigrissement.

L'inspection du pharynx présente çà et là quelques granulations agglomérées par places et recouvertes de mucosités verdâtres et concrètes, avec sensation d'un obstacle à l'arrière-gorge. Diminution de sonorité sous la clavicule droite, avec faiblesse du bruit respiratoire ; craquements secs pendant et immédiatement après la toux. Rien d'anormal dans les autres parties de la poitrine. Cœur normal ; léger bruit de souffle dans les vaisseaux carotidiens. Tels sont les symptômes que nous avons constatés le 29 juin 1860, tandis que M. le docteur Oulmont avait inscrit sur une première feuille de diagnostic, le 24 mars 1859 : « Tubercules possibles. »

Madame U… a parfaitement supporté le traitement thermal du Mont-Dore ; la raucité de la voix a disparu, et le bruit anormal subclaviculaire a cessé ; l'appétit et les forces sont revenues, mais la pharyngite granuleuse n'a pas été sensiblement modifiée.

Obs. XXIX. — *Tubercules au premier et au deuxième degré. Vomique. Amélioration par une première saison. Amélioration encore plus grande après une seconde saison.*—B…, trente-cinq ans, barbe brune très-abondante, grande taille bien proportionnée, vaste poitrine, constitution lymphatico-nerveuse ; le père est mort âgé, mais toute sa vie il a eu la poitrine *grasse*. La mère a succombé à l'âge de quarante-neuf ans à une maladie de poitrine de longue durée. Il y a un frère et une sœur ; le premier est très-souvent malade par suite d'hémoptysie.

Depuis deux ans et demi, M. D… tousse et expectore une très-petite quantité d'humeur le matin sous forme de petits grumeaux opaques grisâtres ou jaunâtres.

En novembre 1858, première hémoptysie suivie de fièvre pour laquelle trente sangsues sont appliquées au siége et qui dure huit jours.

Deuxième hémoptysie en avril. Troisième hémoptysie au commencement de juin. La saignée, les sangsues, les vésicatoires et les astringents furent successivement mis en usage.

Le 20 juillet, M. B... arrive au Mont-Dore d'après nos indications et malgré l'avis de ses médecins ordinaires.

La physionomie est pâle, amaigrie, la toux sèche dans la journée, mais accompagnée tous les matins d'une expectoration abondante de matières demi-transparentes, collantes et quelquefois opaques, d'un gris verre de bouteille. Dyspnée surtout pour monter l'escalier.

A la partie supérieure des deux omoplates on perçoit de nombreuses bulles de râle sous-crépitant, et qui paraissent distantes les unes des autres; elles sont beaucoup plus nombreuses à gauche qu'à droite, et le son est obscur dans toutes ces régions. Sous le tiers moyen de la clavicule droite on perçoit le même râle, mais nulle part il n'y a de la bronchophonie; le sommeil et l'appétit sont bien conservés, le malade n'a pas eu de fièvre depuis sa dernière hémoptysie.

Le traitement thermal augmente les premiers jours l'expectoration et la rend plus facile; la toux n'est plus aussi fatigante, l'appétit est bien développé. Une éruption papuleuse se développe sur le tronc et sur une partie des membres.

Le douzième jour du traitement et le lendemain soir vers quatre heures, à la suite d'une longue promenade sur un cheval vigoureux et capricieux, M. B..., en traversant la place du Mont-Dore, est pris d'une expectoration excessive d'un liquide si abondant qu'il croit à une nouvelle hémoptysie; il imbibe instantanément un grand mouchoir de poche d'un liquide puriforme, grisâtre et fétide, qu'il évalue à *plus d'un verre*. Cette évacuation fut suivie d'un grand soulagement et de la disparition de la dyspnée; le malade put se coucher sur un plan horizontal, ce qui lui était impossible auparavant.

Quelles que soient les investigations auxquelles nous nous soyons livrés, nous n'avons jamais pu retrouver, soit par l'auscultation, soit par la percussion, le point du poumon d'où est partie cette vomique.

L'expectoration continua pendant quelques jours le même caractère, mais toujours en diminuant, et une semaine plus tard, M. B... partait, conservant encore de la toux le matin et quelquefois le soir, l'expectoration presque nulle.

Les sommets des poumons respiraient d'une manière plus douce et plus moelleuse, mais des traces de bulles existaient encore en arrière à gauche et en haut, ainsi que sous la clavicule droite. Ce malade ayant voyagé par la chaleur dans des chemins vicinaux et au milieu de tourbillons de poussière, m'écrivait douze jours après avoir quitté les eaux que la toux était redevenue sèche et encore fatigante.

Néanmoins le reste de l'année se passe très-bien, les mauvais mois de novembre et décembre, toujours si redoutés de la part du malade, ne sont l'occasion pour la première fois d'aucun accident.

Une seule petite hémoptysie eut lieu au mois de février, et M. C..., fort satisfait de sa première saison, retourne au Mont-Dore le 19 juillet 1860.

L'état général paraît très-bon et ne peut se comparer à ce qu'il était l'année dernière. Le poumon droit est le siége de râle sous-crépitant à la base et en arrière sans matité prononcée ni bronchophonie. Sous la clavicule droite, on perçoit quelques bruits de craquements humides, et la respiration est légèrement saccadée. La toux rare, l'expectoration peu abondante.

Cette nouvelle saison amène encore un amendement dans tous les symptômes, et au départ qui eut lieu le 6 août, il n'y avait plus de dyspnée, un peu d'expectoration seulement le matin, très-peu de toux, appétit et sommeil excellents. A la base du poumon droit le râle sous-crépitant a presque disparu, et sous la clavicule droite la respiration est devenue moins entrecoupée et plus moelleuse, il n'y a plus de craquements.

Obs. XXX. — *Tubercules au premier et au deuxième degré. Guérison.* — M. C... est un beau et grand jeune homme, Brun châtain, âgé de vingt-deux ans, dont la croissance s'est faite très-vite; son grand-père, âgé de soixante-dix ans, porte une caverne au sommet du poumon droit, constatée par feu le professeur Chomel, et il n'a conservé son existence qu'à force de précautions de toute espèce et en fuyant au loin les hivers rigoureux. M. C... a presque toujours toussé, et a souvent gardé la chambre pour des rhumes pendant ses études au lycée. Au printemps de 1858, il contracte un rhume plus opiniâtre, et pour lequel nous l'engageons à se rendre aux eaux du Mont-Dore; il arrive au commencement d'août 1859 dans l'état suivant :

La santé générale est bonne; tous les matins il y a de la toux suivie d'expectoration plus ou moins abondante, le reste de la journée se passe très-bien, il y a un peu de dyspnée pour monter un escalier. La fosse sus-épineuse gauche est seulement le siége, 1o d'un peu de matité; 2o de râle de craquement sec mêlé d'abondants craquements humides, d'expiration prolongée et de la bronchophonie. Sous la clavicule gauche correspondante, il n'y a pas de râle ni matité, mais respiration rude, râpeuse, respiration tuboïde.

A la fin du traitement thermal, le bruit respiratoire est devenu vésiculaire sous la clavicule gauche, et la fosse sus-épineuse s'est remplie de râle sous-crépitant humide sans bronchophonie marquée. Il y avait moins de toux et peu d'expectoration.

Je viens de recevoir des nouvelles de ce malade (septembre 1860). M. C... n'a pas gardé la chambre un seul jour depuis son départ, c'est à--dire depuis plus d'un an, et il se trouve si bien qu'il n'a pas jugé à propos de revenir aux eaux.

Obs. XXXI.—*Phthisie au premier degré; développement du râle crépitant. Excellent résultat.* (Docteur Godefroy.) — M. D..., quarante-cinq ans, lymphatico-sanguin, maître de forges, toux depuis douze ans, hémoptysie il y a deux ans, dyspnée; plusieurs autres hémoptysies dont la dernière il y a trois semaines. Sœur morte à quarante ans d'extinction de voix.

M. D... arrive au Mont-Dore en juillet 1859, d'après le conseil de M. le docteur Godefroy Martin. La percussion de la poitrine ne donne que des signes négatifs, mais le bruit respiratoire est faible partout. Dans la fosse sus-epineuse droite l'on entend des craquements secs mêlés de rares craquements bulleux humides, avec une respiration un peu entrecoupée et faible; la toux est quînteuse, fréquente, la marche pénible, l'appétit peu développé.

Dès le huitième jour du traitement, l'appétit et les forces se développent, la toux est moins fatigante. Cette amélioration continue de jour en jour, et au dix-huitième jour il n'y avait presque plus de toux; mais chose très-remarquable, les deux sommets du poumon en avant comme en arrière sont le siége de râle crépitant humide à plus grosses bulles du côté droit en arrière. Ce malade quitte les eaux dans d'excellentes conditions.

Obs. XXXII. — *Phthisie au premier degré; complication primitive d'une affection du cœur dont il ne reste plus de traces; apparition du râle de retour; bon résultat.* (Docteurs Bouillaud et Bouchut.) — M. F..., dix-sept ans, lymphatique, cheveux bruns, mère morte de la poitrine. Ce jeune homme a passé une année à la chambre par suite de pneumonie, de pleurésie et de bronchite compliquée de maladie du cœur; il porte sous la clavicule droite les traces de plusieurs cautères potassiques et un vésicatoire permanent au bras. MM. les docteurs Bouillaud et Bouchut ont constaté ensemble cet hiver la présence d'un « engorgement du sommet droit sous la clavicule avec expiration prolongée, bronchophonie et craquement. »

M. F... est très-amaigri, conserve un peu de dyspnée lorsqu'il marche vite, mais ne tousse plus depuis six semaines. Toutes ces fonctions se font bien. Le pouls est régulier, un peu faible, sans fièvre. Nous découvrons sans peine dans la région signalée ci-dessus : 1° expiration rude prolongée sous la clavicule droite; même état dans la fosse sus-épineuse avec retentissement de la voix et surtout de la toux; 2° râles de craquement seulement au sommet de l'aisselle correspondante, respiration un peu puérile du côté gauche.

Au douzième jour du traitement, toute la fosse sus-épineuse est envahie par du râle crépitant humide à petites bulles; il y a très-peu de

toux le matin et très-rarement des traces d'expectoration. L'appétit,
le sommeil ne laissent rien à désirer ; le vésicatoire du bras sèche
spontanément. Le malade part, après vingt jours, dans un état très-
satisfaisant. Nous venons de revoir ce malade (août 1868) en visite au
Mont-Dore, et depuis cinq ans sa santé n'a pas été troublée.

PHTHISIE ACQUISE

Obs. XXXIII. — *Tubercule au premier et au deuxième degré, huit à
dix hémoptysies ; amélioration remarquable dès la première saison ;
amélioration qui se continue la deuxième et guérison la troisième année.* — M. G..., trente-cinq ans, lymphatico-nerveux, brun, vifs cha-
grins par suite de la perte d'une femme morte de la phthisie. M. G... est
malade depuis cette époque, c'est-à-dire décembre 1857 ; il tousse, crache et maigrit, tandis qu'autrefois il jouissait d'une bonne santé ; il croit
avoir contracté la maladie dont il est atteint en soignant sa femme et
en restant presque toujours auprès d'elle. Il a eu plusieurs fortes hémoptysies, sept à huit, la dernière le 8 août 1858, époque à laquelle
M. le docteur Guérineau lui avait déjà donné le conseil de se rendre
aux eaux du Mont-Dore. Il y arriva le 10 août 1858 dans l'état suivant :

Amaigrissement, pâleur, pouls faible, sans fièvre ; toux opiniâtre,
fréquente, très-fatigante, inappétence, insomnie à cause de la toux ;
dyspnée. La dernière hémoptysie a été combattue par une saignée et
des sangsues au siége. Les crachats sont granuleux, opaques, surtout
le matin.

Tout le sommet gauche du poumon est mat en avant et en arrière
dans l'étendue de trois à quatre travers de doigt avec râle humide en
avant, caverneux en arrière et sous-crépitant un peu plus bas ; la toux
et la voix retentissent. Du côté droit, la respiration est puérile ; douleurs vagues, tantôt du côté du cœur, plus souvent vers l'épaule
gauche.

Dès le second jour du traitement, un neuvième crachement de sang
se déclare et force de suspendre le traitement pendant trois jours. Après
ce laps de temps, les demi-bains, le vaporarium, les pédiluves et l'eau
en boisson, tout est repris et continué pendant dix-huit jours sans interruption.

Au départ, le malade éprouve une remarquable amélioration.

Il mange mieux, a repris de l'embonpoint, tousse moins, crache peu.
Par une circonstance indépendante de ma volonté, je ne pus explorer
le malade. Trois mois après le départ des eaux, M. G... m'annonce qu'il
a toussé encore pendant deux mois après son départ, mais toujours de
moins en moins, que du reste il se trouve très-bien. L'hiver se passe

sans nouveaux rhumes. ni hémoptysie, mais il y a toujours un peu de toux. Or voici dans quel état se présente M. G... à notre observation le 4 juillet 1859 (deuxième année) :

L'état d'embonpoint du sujet est tel que la percussion ne donne que des signes négatifs. Depuis l'année dernière, M. G... a toujours conservé un peu de toux, mais sans expectoration; depuis sept à huit mois il éprouve aussi des douleurs dans le côté gauche de la poitrine en avant et vers l'épaule et toujours un peu d'oppression. La respiration est bonne dans tout le côté droit, mais dans le sommet gauche elle est rude, tuboïde : les deux temps d'inspiration et d'expiration ont augmenté d'intensité et de durée, et par les efforts de la toux il y a des craquements humides isolés. Ces phénomènes, moins prononcés dans la région de l'aisselle correspondante, augmentent spécialement dans les environs de la fosse sus-épineuse, où ils présentent leur minimum d'intensité; là aussi il y a de la bronchophonie.

Le neuvième jour du traitement, la respiration du sommet gauche est moins rude et accompagnée de bouffées de râle crépitant et sous-crépi. tant très-remarquables; il y a peu de toux et point de crachats; moins de dyspnée et bon appétit.

Le 20 juillet, les râles ont disparu, la respiration s'entend bien partout; mais à gauche, dans le sommet, le bruit respiratoire n'est ni moelleux ni régulier, il est comme saccadé, et par les efforts de toux on entend de rares craquements humides; il n'y a plus ni toux ni expectoration et très-peu de dyspnée.

L'hiver se passe très-bien, pas une hémoptysie, pas un rhume. Le docteur Guérineau ne peut croire à une semblable transformation. M. G... est si bien qu'il reprend ses travaux de grande culture; il retourne au Mont-Dore pour la troisième fois le 8 juillet 1860.

L'état général ne laisse rien à désirer; l'embonpoint, la fraîcheur, l'animation des traits rendent M. G... méconnaissable; il a engraissé en effet de quinze kilogrammes et ne conserve plus qu'un peu de dyspnée. Peu ou point de toux et seulement le matin. A l'auscultation, on ne constate plus qu'un peu de faiblesse et un défaut d'expansion pulmonaire dans le sommet gauche primitivement malade.

Cette troisième saison a pour but de développer encore l'appétit, de rappeler un peu de râle crépitant dès le huitième jour du traitement; mais au dix-septième jour, il était impossible de constater, soit du râle, soit un craquement, mais seulement un peu de faiblesse dans le bruit d'expansion pulmonaire.

OBS. XXXIV. — *Tubercules au premier degré parfaitement caractérisés; guérison radicale après trois saisons au Mont-Dore.* (Docteurs Mêlier, Meynard de Bechillon.) M. H..., âgé de trente-cinq ans, est blond châtain, lymphatico-nerveux et exposé par sa profession à des alternatives de chaud et de froid. Il y a deux ans (1856), le corps étant en sueur, M. H... éprouva un refroidissement à la suite duquel il fut pris d'une bronchite qui persiste encore. Pendant ces deux années, il reçut les soins de MM. les docteurs de Bechillon, Guérineau, Meynard, et plus tard il se rendit à Paris consulter M. le docteur Mêlier, inspecteur général des eaux thermales. Tous ces médecins furent d'accord sur la nature de la maladie, et conseillèrent à ce malade les eaux du Mont-Dore. Voici dans quel état il se présente à notre observation en juillet 1858 :

La santé générale est affaiblie, la toux sèche, peu fréquente et non fatigante ; mais ce qui préoccupe le plus le malade, c'est la dyspnée : il lui est impossible de courir.

Le sommet droit du poumon est mat dans toute la fosse sus-épineuse, et le siége de craquements humides avec bronchophonie très-prononcée et respiration rude, prolongée ; ces symptômes sont très-peu marqués en avant. La respiration est un peu exagérée dans le poumon gauche. Plusieurs exutoires ont été appliqués sur le point malade, et le malade qui avait cherché à nous faire prendre le change dans notre diagnostic, paraît satisfait que nos observations concordent avec celles des médecins ci-dessus désignés. A la fin du traitement thermal, l'étouffement avait beaucoup diminué, et le malade avait pris de la fraîcheur et de l'embonpoint ; un râle crépitant fin couvre les bruits respiratoires du côté malade et masque complétement les bruits morbides.

L'hiver se passe sans accidents ; le malade reprend le cours de ses opérations très-pénibles ; il boit les eaux transportées et revient les boire à la source en 1859.

Embonpoint et fraîcheur remarquables, plus de toux ni d'oppression. Dans la fosse sus-épineuse droite on entend encore du râle humide par petites places et seulement en faisant tousser fortement le malade ; absence complète de matité et de bronchophonie.

M. H... revient en juillet 1860 faire sa troisième année de traitement thermal. Il nous raconte que depuis son départ des eaux il y a un an sa santé a été parfaite. En effet, il y a de l'embonpoint, une fraîcheur particulière des traits et une expression de satisfaction générale. Le sommet malade offre encore peut-être un peu d'obscurité dans le bruit respiratoire, mais sans aucune espèce de bruit de craquements. Mais phénomène remarquable, dès le dixième jour de ce nouveau traitement apparaissent encore dans la fosse sus-épineuse quelques bulles de râle crépitant fin qui disparaissait totalement au départ du malade. Il n'y a plus ni toux ni dyspnée, et les deux sommets respirent également bien ; la guérison est complète.

Aujourd'hui, 1er décembre 1868, la santé de M. H... est irréprochable sous tous les rapports.

Il est impossible de ne pas reconnaître l'action médicatrice de l'eau thermale dans ces deux faits que nous pouvons pour ainsi dire appeler complets tant sous le rapport du diagnostic que du traitement poursuivi pendant trois années consécutives et amenant une guérison radicale. N'y aurait-il dans tout ce mémoire que ces deux faits, que nous les croyons de nature à montrer la puissance thérapeutique thermo-minérale en face d'un état morbide naguère encore si redouté et aujourd'hui susceptible de recevoir un autre traitement comme toutes les autres maladies. S'il y a eu des tubercules, et des hommes impartiaux et compétents l'affirment, que sont-ils devenus? Que les adversaires de l'absorption produisent leurs arguments; pendant ce temps-là, continuons à enregistrer les faits.

Obs. XXXV. — *Phthisie au premier et au deuxième degré; laryngite chronique; amélioration par deux saisons successives.* (Docteur Horteloup.) —M. K..., marin, âgé de vingt-quatre ans, d'un tempérament lymphatico-nerveux, est obligé de quitter sa profession après cinq ans de l'exercice d'un commandement à bord, par suite d'une extinction de voix. M. le docteur Horteloup, appelé à donner des soins au malade, constate la phthisie au premier degré et conseille le Mont-Dore.

Le malade y arrive au mois de juillet 1859. M. K... est pâle, étiolé et a la voix très-rauque, très-affaiblie; il tousse et crache seulement le matin et a quelquefois le soir des frissons; il n'a pas eu d'hémoptysie. Les sommets des poumons respirent très-mal, le bruit vésiculaire est remplacé par un bruit rude, râpeux, tuboïde. Le maximum de ces accidents se fait sentir dans la fosse sus-épineuse gauche où l'on perçoit du râle humide sans matité bien prononcée et sans bronchophonie. Il y a des douleurs vagues dans le dos, aux épaules et sous la clavicule gauche ainsi que des sueurs partielles le matin au réveil. Le traitement est parfaitement supporté et développe l'appétit qui était très-peu régulier. Après dix-huit jours de séjour nous constatons que la voix est plus claire, moins voilée et la respiration a perdu ce caractère de rudesse qui existait à l'arrivée. La fosse sus-épineuse gauche est le siége d'un râle sous-crépitant humide abondant, la toux et l'expectoration ont beaucoup diminué et le malade part très-satisfait de son traitement.

L'hiver se passe très-bien, mais au commencement du mois de mars, M. K... est repris d'un rhume qui persiste encore à son second voyage au Mont-Dore, qui a lieu le 3 août 1860.

La voix est beaucoup plus forte que l'année dernière, la santé générale est meilleure, il y a un peu de toux, un peu d'expectoration, mais le malade n'est pas essoufflé en marchant. La fosse sus-épineuse du côté gauche est le siége d'un râle humide presque caverneuleux avec bronchophonie, il n'y a pas de fièvre le soir, ni sueurs pendant la nuit.

Après quelques jours de traitement survient de la diarrhée qui dure trois jours, ce qui force à diminuer la quantité d'eau bue, mais la dose bientôt portée jusqu'à trois verres est parfaitement tolérée. Le râle caverneuleux est couvert par le râle sous-crépitant à petites bulles, l'expectoration est moins abondante, les crachats plus clairs et la voix moins voilée. Ce malade quitte le Mont-Dore dans un état très-satisfaisant, mais non guéri, le râle sous-crépitant occupe tout le sommet du poumon gauche. Nous n'avons pas reçu des nouvelles de ce malade (3 décembre 1860.)

Nous notons ici un amendement dans tous les symptômes par suite d'une première saison, mais le malade n'ayant pu se soumettre à toutes les règles hygiéniques que nous lui avons tracées, a été repris en mars d'un nouveau rhume qui a aggravé l'état local. La seconde saison a paru produire un nouvel amendement, mais il faut savoir maintenant comment ce malade va passer la saison froide.

Voici un fait qui se rapproche beaucoup du précédent sous le double rapport des troubles fonctionnels et matériels ainsi que sous celui des effets du traitement :

Obs. XXXVI. — *Tubercules au premier et au deuxième degré, extinction de voix rebelle, amélioration considérable par une première saison.* (Docteurs P. Laroche et Gendrin.) — M. L..., négociant âgé de quarante ans, d'un tempérament lymphatico-sanguin, contracte en 1859 une pleuro-pneumonie à la suite de laquelle sa santé ne s'est jamais rétablie. A la toux a succédé une faiblesse de la voix telle que parfois celle-ci cesse complétement. Sur les avis de MM. les docteurs P. Laroche et Gendrin, ce malade se rend aux eaux en juillet 1860.

La physionomie est pâle et amaigrie, peu d'appétit, langue saburrale, voix à demi voilée, douleur légère au larynx augmentant par la pression (plusieurs cautères volants ont été appliqués dans cette région), douleur dans le dos, lassitude habituelle, toux rauque, grasse le matin, expectoration abondante, muqueuse, mêlée de petit crachats opaques, d'un jaune verdâtre, oppression en marchant.

Les sommets des poumons sont le siége de râle sous-crépitant humide
à bulles isolées, plus prononcé à droite qu'à gauche; le maximum d'intensité de ce bruit est dans la fosse sus-épineuse droite où l'expiration
est plus prolongée, mais sans bronchophonie, sans matité appréciable;
il n'y a pas de fièvre.

Le septième jour du traitement, les râles sont encore beaucoup plus
abondants, l'expectoration facile et les crachats moins opaques, l'appétit et le sommeil excellents.

Le dix-septième jour, les râles du côté gauche ont disparu, on n'en
retrouve plus que dans la fosse sus-épineuse droite, la santé générale
est meilleure, le teint plus animé, la dyspnée presque nulle, la voix
presque naturelle la plus grande partie de la journée.

Que va devenir maintenant ce malade pendant l'hiver? On
conçoit toute l'importance de l'habitation dans un climat
tempéré pour conserver cette amélioration; malheureusement
il y a ici des impossibilités, comme dans la précédente observation.

Obs. XXXVII. — *Tubercules au premier et au deuxième degré; cas
grave; accidents arrêtés par une première saison. Beau succès de la médication thermale.* (Docteur Doucet.) — M. M..., trente-trois ans, lymphatico-
nerveux et sanguin, blond châtain clair, œsophagisme pendant trois
ans, ayant beaucoup diminué sans disparaître complétement sous l'influence de l'introduction de l'éponge. Alternatives de chaud et de froid
auxquelles le malade n'était pas habitué dès le mois de novembre 1859,
et qui donnent naissance à un *rhume*. Cette affection va toujours en
augmentant, et force le malade à s'aliter pendant les mois de février
et mars.

Plusieurs hémoptysies peu abondantes, toux, expectoration abondante de crachats puriformes, fièvre précédée de frissons tous les soirs,
sueurs nocturnes thoraciques abondantes, dyspnée, insomnie, perte
d'appétit, amaigrissement rapide. Ce malade, qui a reçu les soins de
M. le docteur Doucet, arrive au Mont-Dore dans l'état suivant et dans
de mauvaises dispositions d'esprit, relativement à l'efficacité de ces eaux.
Aux symptômes énoncés, il faut ajouter : râle sous-crépitant humide
sous les deux clavicules, dans l'étendue de deux travers de doigt à
droite avec expiration prolongée. Dans la fosse sus-épineuse de ce
côté le râle est à petites et à grosses bulles, l'expiration prolongée, la
voix et la toux retentissantes, avec diminution de son appréciable en
comparant avec le côté opposé ; il y a encore des frissons le soir, qui
se prolongent pendant cinq jours, puis des sueurs nocturnes et de l'inappétence.

Le traitement est parfaitement supporté, les frissons cessent, la toux diminue, le sommeil et surtout l'appétit reviennent comme par enchantement, et lorsque le malade quitte l'Auvergne dix-neuf jours après son arrivée, il n'a plus ni fièvre ni dyspnée, bien moins de toux et d'expectoration, pas de sueurs et grand appétit. Les râles sous la clavicule gauche se sont effacés, mais ils persistent sous la clavicule droite dans une petite étendue, la voix et la toux retentissent en arrière, au sommet où l'on entend des craquements humides.

Depuis son départ des eaux jusqu'au commencement de décembre 1860, la santé de M.-M... a continué à s'améliorer, de sorte qu'il n'a pas eu besoin de consulter un médecin, et M. M... se trouve si bien qu'il ne met pas à exécution la promesse qu'il nous avait faite de passer l'hiver dans le midi de la France.

OBS. XXXVIII.— *Tubercules au premier degré ; amendement très-notable dans les symptômes locaux et généraux.* (Docteur Orillard.) M. M..., vingt-cinq ans, tempérament sanguin, bonne constitution apparente, mais faiblesse générale, toux permanente depuis sept ou huit ans ; coryza fréquent ; prédisposition catarrhale très-grande.

M. N... arrive au Mont-Dore au mois de juillet 1860 d'après les conseils de M. le docteur Orillard, et vivement excité par les instances de M. G..., observation n⁰ 33.

Les signes de la phthisie au premier degré se trouvent caractérisés par : 1⁰ matité sous le tiers moyen de la clavicule droite ; 2⁰ expiration râpeuse tuboïde et prolongée ; 3⁰ voix et toux retentissante dans la fosse sus-épineuse du même côté ; 4⁰ bruits de craquements secs à l'inspiration, et quelquefois à l'expiration ; 5⁰ dyspnée, toux, expectoration peu abondante et seulement le matin.

Après vingt jours d'un traitement suivi sans interruption, le malade retourne chez lui dans d'excellentes conditions. Le sommet droit du poumon malade est le siége d'un râle crépitant fin abondant, la toux a diminué ainsi que l'expectoration, et le malade peut faire de longues courses à pied ou à cheval sans être fatigué.

L'observation suivante offre beaucoup de ressemblance avec la précédente : les deux malades habitent la campagne, ils ont la même constitution et ont éprouvé les mêmes accidents.

OBS. XXXIX.— *Symptômes graves de phthisie au premier et au deuxième degré ; amélioration sur place pendant une première saison ; résultat consécutif incertain.* (Docteur de Massé.)— M. de P..., quarante-huit ans, constitution sanguine, grippe il y a eu dix ans. Depuis cette époque, rhume perpétuel, trois hémoptysies peu abondantes, la dernière il y a dix mois. Dyspnée, toux, expectoration petite le matin, voix voilée parfois,

affaiblissement par suite de l'amaigrissement qui semble faire chaque
jour de nouveaux progrès. Ce malade a reçu les soins de M. le docteur de Massé, qui l'a considéré comme phthisique. Il arrive au Mont-
Dore présentant à l'auscultation les symptômes qui suivent :

Matité sous le tiers moyen de la clavicule droite s'étendant un peu
au-dessous d'un travers de doigt, râle caverneux, bronchophonie.
Mêmes symptômes très-accentués dans la fosse sus-épineuse correspondante. Respiration puérile dans le poumon gauche, pas d'appétit.
On se ferait difficilement une idée du changement opéré sur place par
les eaux thermales. Retour des forces et de l'appétit, embonpoint, disparition du râle cavernuleux qui est remplacé par la respiration
tuboïde, surtout dans la fosse sus-épineuse droite, où l'on constate
très-peu de bronchophonie, la toux et l'expectoration sont presque
nulles.

Le malade boit les eaux transportées à la fin de novembre, mais
d'après les renseignements qui me sont transmis, il paraîtrait qu'il y
aurait encore de la dyspnée et de la toux aussitôt que le temps devient
humide et froid.

Obs. XL.—*Tubercules au premier degré; amélioration pendant une saison
passée aux eaux.* (Docteur Teissier, de Lyon.)—M. R..., trente-trois ans,
lymphatico-nerveux, brun ; toux depuis deux ans, légère expectoration le matin, dyspnée en marchant un peu vite, pesanteur dans les
membres. Sur l'avis du docteur Tessier (de Lyon) qui reconnaît une
phthisie au premier degré, M. R... arrive au Mont-Dore en juillet 1860,
ne présentant pour toute lésion appréciable dans les organes respiratoires :

1° Qu'une matité de toute la région de la fosse sus-épineuse droite
avec bronchophonie intense ; bruit respiratoire, râpeux, tuboïde, craquements secs augmentant par la toux ;

2° Sous la clavicule correspondante pas de matité, mais craquements secs, expiration non vésiculaire, rude, prolongée et entrecoupée ;

3° Pâleur générale, amaigrissement, moral très-affecté.

Dès le douzième jour du traitement, le sommet du poumon malade
est entouré de râle crépitant fin qui diminue les jours suivants, et
n'existe pour ainsi dire plus le vingt et unième jour. L'appétit, les
forces, la respiration, tout est meilleur, et le visage n'est plus pâle ; il
y a encore des craquements humides dans la fosse sus-épineuse, mais
très-peu de bronchophonie. Pas de nouvelles de ce malade.

Obs. XLI. — *Tubercules au premier degré; amélioration par une
première saison.* (Docteurs Leclerc et Leveillé.) — M. S..., trente-cinq
ans, tempérament sanguin, bonne santé apparente, profession de meu-
nier ayant autrefois piqué des meules ; toux permanente depuis dix-sept

mois à la suite de chaud et de froid. Fièvre d'accès le soir, irrégulière et résistant au sulfate de quinine. MM. les docteurs Leclerc et Léveillé considèrent ce malade comme atteint de phthisie, et après diverses médications bien suivies, mais sans résultat, dirigent leur malade sur les eaux du Mont-Dore où il arrive au commencement du mois d'août 1860.

Santé générale en apparence bonne. Craquements secs sous la clavicule droite et sous l'aisselle, craquements humides dans la fosse sus-épineuse, expiration entrecoupée prolongée, renforcement de la voix et de la toux dans les mêmes régions, matité peu appréciable, peut-être aussi à cause du développement des muscles. Râle de catarrhe humide dans le lobe inférieur du poumon droit; quelques râles dans le poumon gauche en arrière. Dyspnée, toux, expectoration muqueuse et opaque le matin, sueurs partielles et nocturnes, frissons le soir tous les sept ou huit jours.

Le frisson est revenu le cinquième jour du traitement pour ne plus reparaître, l'appétit et le sommeil sont revenus, la toux et l'expectoration ont beaucoup diminué; des râles crépitants assez abondants masquent les autres bruits respiratoires.

En novembre 1860, j'ai su par voie indirecte que la santé de M. S... était satisfaisante, mais qu'il y avait toujours de la toux et un peu d'expectoration le matin. Ce malade forme le vœu de revenir au Mont-Dore l'année prochaine.

Obs. XLII. — *Pleurésie chronique; probabilité de tubercules au sommet gauche; guérison progressive de tous les accidents.* — Madame Aa..., trente-trois ans, lymphatico-nerveuse, brune, faible constitution, mère de deux enfants qu'elle n'a pu nourrir; le dernier est âgé de sept ans. Madame Aa... est peu réglée, le sang est appauvri, surtout depuis deux ans, époque où il y a eu à gauche une pleurésie aiguë qui a toujours laissé une toux sèche et de la dyspnée.

A l'arrivée au Mont-Dore, 24 juillet 1858, nous constatons une faible diminution de son dans tout le côté gauche de la poitrine, siége de l'ancienne pleurésie, craquements sous-pleurétiques dans la région subclaviculaire et sous l'aisselle, craquements humides dans la fosse sus-épineuse sans bronchophonie, bruit de frottement très-fort au milieu de la verticale abaissée du creux de l'aisselle; respiration puérile dans tout le côté droit, dyspnée, toux sèche, fatigante, très-rarement suivie d'expectoration, inappétence, frissons le soir, sueurs nocturnes partielles, deux ou trois fois des stries de sang dans les crachats.

Les eaux coupées avec du lait furent mal supportées, elles passèrent mieux additionnées de sirop de gomme, et bientôt la malade put boire jusqu'à quatre verres et sans aucun mélange. Une amélioration très-notable eut lieu sur place, diminution de la dyspnée, cessation de la toux et de l'expectoration, disparition de la respiration puérile à droite et renforcement du bruit respiratoire à gauche, règles plus abondantes et plus rouges. Le bruit de frottement pleurétique a beaucoup diminué, il ne reste plus que quelques craquements secs au milieu du poumon gauche.

Les eaux transportées sont bues au mois de novembre; l'hiver se passe bien, et le 15 septembre 1860, madame Aa... se porte très-bien.

Obs. XLIII. — *Tubercules au premier degré; forme éréthique; cessation complète des accidents à la suite d'une première saison.* — Mademoiselle Ee..., vingt-deux ans, fille unique, très-nerveuse, réglée aux époques fixes, mais faiblement, sujette à s'enrhumer chaque hiver, présente en août 1858 une sonorité parfaite dans tous les points de la poitrine. Mais sous la clavicule droite, la respiration est saccadée, le murmure vésiculaire n'est pas pur, il n'y a pas d'expansion, et la toux développe des craquements secs qui sont encore plus nombreux dans la fosse sus-épineuse sans bronchophonie; toux sèche, dyspnée en montant l'escalier. Le traitement thermal rend le sang plus riche, diminue l'oppression, mais ne fait pas cesser complétement le bruit de craquement.

L'hiver s'est bien passé sans rhume important, et en août 1859, j'apprends par une parente que la toux sèche ne s'est pas reproduite et que la santé est très-bonne.

Obs. XLIV. — *Signes de bronchite catarrhale sibilante et tuberculeuse; amendement dans tous les symptômes.* (Docteur Lepetit.) — Madame Ii..., quarante et un ans, lymphatique, bien réglée. Toux depuis deux ans, sèche d'abord, accompagnée depuis six mois d'expectoration abondante, arrive au Mont-Dore, d'après les indications de M. le docteur Lepetit, au mois d'août 1859.

Les signes de la tuberculisation, même au second degré, sont très-prononcés.

Matité subclaviculaire dans l'étendue de deux travers de doigt, râle humide à petites bulles, résonnance de la voix et de la toux; râle sous-crépitant humide à la base des poumons et sifflants. Dyspnée revenant par accès comme dans l'asthme, toux grasse, fréquente expectoration de mucosités aérées et semblables à une solution de gomme arabique.

L'association de l'asthme et des tubercules étant un fait rare, nous engage à classer cette observation dans la catégorie des affections tuberculeuses non confirmées, et nous oblige aussi à modifier le traitement thermal.

La toux, l'expectoration et l'oppression avaient considérablement diminué au départ de la malade, la bronchite sibilante et catarrhale avait disparu, mais les signes stéthoscopiques existaient toujours sous la clavicule comme au moment de l'arrivée.

La malade prit les eaux transportées à l'entrée de l'hiver suivant, et nous eûmes la bonne fortune de rencontrer cette dame à la fin de la saison froide; elle nous dit qu'elle se portait très-bien, qu'elle ne toussait plus qu'à de longs intervalles et qu'elle crachait très-peu. Il ne nous a pas été donné de pouvoir l'ausculter.

Obs. XLV. — *Tubercules au premier degré, accidents depuis deux ans, hémoptysie, bons effets des Eaux-Bonnes prises transportées. Disparition des accidents par une seule saison aux eaux du Mont-Dore.* — Mademoiselle Oo..., trente-huit ans, tempérament sec, nerveux, cheveux noirs, petite stature, malade depuis deux ans par suite d'un rhume négligé, deux hémoptysies de quelques cuillerées de sang chacune depuis deux ans, la dernière fois il y a deux mois. Menstruation régulière, mais courte (deux jours au lieu de cinq à six jours). Amaigrissement, malgré le bon état des voies digestives, forte constipation.

Toux sèche, oppression, douleurs vagues dans tout le côté droit de la poitrine, dans le dos et plus souvent sous le sein, disparaissant et revenant sans cause. Mademoiselle Oo... a pris fort longtemps les *Eaux-Bonnes* transportées qui lui ont fait du bien, mais excitée par plusieurs de ses amies et ses médecins, elle se rend au Mont-Dore à la fin de juin dans l'état suivant :

Diminution de son dans l'étendue de quatre travers de doigt au-dessous de la clavicule droite, respiration rude râpeuse tuboïde, prolongée dans cette partie avec râles de craquements secs et quelques-uns humides, toux retentissante mais sans bronchophonie, respiration faible dans le bas. En arrière et à droite, même état.

Du côté gauche absence complète de matité, bruits respiratoires exagérés en étendue et en intensité.

Sous l'influence du traitement thermal, l'état local et général s'améliore d'une manière fort remarquable : appétit, sommeil, embonpoint, retour des forces, plus de dyspnée. La respiration est moelleuse partout, excepté en haut du poumon droit où la respiration est encore un peu rude, mais sans bruit de craquement : la matité a disparu ainsi que la toux et l'oppression, et la malade part fort satisfaite de sa saison.

Nous avons revu cette demoiselle au commencement du mois de décembre. La santé ne s'était pas dérangée, il n'y avait ni toux ni oppression, plus de douleur costale. Le sommet du poumon droit respire très-bien, mais le bruit respiratoire n'est pas aussi pur, aussi moelleux que du côté gauche ; il est impossible de constater un bruit de craquement et la menstruation est revenue ce qu'elle était avant la maladie, c'est-à-dire qu'elle se montre pendant cinq jours avec abondance et sous bon aspect.

Réflexions sur les observations précédentes.

En rassemblant ici vingt-deux observations de phthisie sous le titre de *phthisie douteuse ou au 1ᵉʳ degre*, nous n'avons eu d'autre but que d'élargir en quelque sorte le cercle du diagnostic, de manière à laisser le moins de doute possible dans l'esprit du lecteur; car, à part quelques faits qui laissent peut-être à désirer sous ce rapport, nous nous trouvons bien réellement en présence de cette terrible maladie avec le cortége habituel de symptômes qui annonce et accompagne son arrivée. D'ailleurs nous n'avons fait le plus souvent que confirmer ce que des maîtres habiles dans l'art de l'auscultation et de la percussion avaient vu avant nous et sans nous.

En décomposant ces vingt-deux observations, nous comptons

13 hommes,
9 femmes.

Des 13 hommes, il y en a 9 pour lesquels la maladie est accidentelle et 4 chez lesquels elle est héréditaire.

Sur les 9 femmes, il y a 4 cas de phthisie acquise contre 5 cas d'héréditaire.

Total général : Maladie par cause d'hérédité. . . 9
Maladie par cause accidentelle. . 13
Total. . 22

Notons aussi en passant que l'influence de l'hérédité est plus grande chez les femmes que chez les hommes pour les malades faisant partie du groupe que nous étudions.

Tous ou presque tous ont éprouvé une amélioration sur place, amélioration qui s'est soutenue et confirmée longtemps après le départ des eaux, que la maladie fût accidentelle ou de cause héréditaire.

On nous objectera qu'il ne s'est pas encore écoulé un assez long laps de temps pour que nous puissions assurer qu'il n'y aura pas de retours. Qu'on jette cependant les yeux sur les quatre premières observations de notre deuxième genre. Il en est trois qui appartiennent au docteur Guérineau, professeur à l'École de médecine de Poitiers; de ces trois cas, madame A... et madame de E.... présentaient plutôt les signes de la maladie au second degré qu'au premier, et si nous les avons conservés dans ce premier groupe, c'est pour donner le moins de prise possible à l'erreur et laisser au diagnostic son éclat et sa pureté ; car si ces deux dames n'étaient pas phthisiques et phthisiques.héréditaires, il faut convenir ou que le diagnostic de cette maladie n'existe pas, ou que le médecin distingué que nous venons de citer s'est trompé avec nous. L'entier rétablissement de ces malades qui s'est accompli en deux ans pour la première et en trois années pour la seconde, bien que chacune n'ait pris les eaux sur place que pendant deux années, pourra troubler le sommeil de ceux qui croient que le tubercule ne peut guérir qu'à la condition de laisser dans les parenchymes des traces hiéroglyphiques, indélébiles de son passage. N'y aurait-il dans tout ce mémoire que l'histoire de ces deux faits, qu'il serait toujours très-encourageant de soumettre aux mêmes influences thérapeutiques thermo-minérales, les cas analogues si nombreux qu'on rencontre à chaque pas dans la pratique. Nous n'omettrons pas d'ajouter qu'après leur départ des eaux, ces malades ont été soumises à toutes les règles d'une hygiène appliquée d'une manière aussi intelligente que constante. La cure thermale terminée, nous avons très-scrupuleusement exploré les sommets de ces poumons naguère si gravement malades, et nous devons à la vérité de déclarer qu'il nous a été impossible de retrouver autre chose qu'un peu de faiblesse dans le bruit d'expansion pulmonaire, précisément dans les mêmes points où nous avions primitivement constaté la matité, les râles de craquements secs et humides, l'expiration prolongée, la bronchophonie et comme complément l'hérédité; et que constatons-nous maintenant ? Toux nulle, expecto-

ration nulle, dypsnée nulle, retour des forces, retour de l'embonpoint ; madame A... surtout, si triste et si désespérée de
guérir l'année dernière, si gaie aujourd'hui ! S'il y a eu des
tubercules, que sont-ils devenus? Il faut au moins avouer
qu'ils sont repassés à l'état latent, puisque tout le monde ou
presque tout le monde ne veut de l'absorption. S'il n'y a pas
eu de tubercules, c'est donc un état congestif des poumons
survenus sans cause ! Pour fortifier la croyance de ceux qui
voudraient adopter cette dernière supposition, n'oublions pas
de rappeler les changements survenus dans les organes lésés
pendant la durée de la cure thermale.

Parmi les divers phénomènes qui se produisent, il en est
un surtout qui a fixé notre attention : c'est la production du
râle crépitant humide. Ce véritable râle crépitant *de retour* que
nous croyons avoir signalé le premier, apparaît du septième
au quatorzième jour, et quelquefois seulement à la fin du traitement. Sa durée n'est que de huit à dix jours et quelquefois
moins ; il annonce assurément qu'un travail de résolution
s'opère dans l'organe, et alors il y a un peu de toux, un peu
d'expectoration glaireuse, ou gommeuse aérée. Or, c'est ce
que nous avons observé dans les deux cas précités et dans
beaucoup d'autres qui suivront. L'engorgement lobulaire ou
vésiculaire ne saurait donc être nié, mais nous laissons à l'appréciation du lecteur le soin de discerner si l'état pneumo-
nique partiel est essentiel idiopathique ou s'il est symptomatique. Les développements dans lesquels nous sommes entrés
ne nous laissent pas de doutes sur cette dernière opinion, partagée également par le docteur Guérineau.

Nous nous sommes longuement étendu sur ces deux faits,
parce qu'ils nous ont paru très-simples et bien accentués, et
qu'ils forment comme les premiers anneaux de la chaîne que
nous sommes en voie de dérouler.

Le troisième anneau, l'observation I..., ne nous donne pas
les mêmes résultats thérapeutiques, mais notons aussi qu'aucune règle de l'hygiène n'a été suivie, que pendant la cure,
des courses à cheval trop multipliées et par tous les temps ont

considérablement affaibli les effets du traitement, le malade faisant abus de la parole et du plaisir.

L'observation XXVII ne nous a pas donné de nouvelles depuis un an. Mademoiselle O... se portait bien un an après son court séjour au Mont-Dore, mais il y avait toujours de la toux.

Quant à l'observation XXVIII, qui appartient à M. le docteur Oulmont, la disparition de l'engorgement pulmonaire a été complète sur place, mais on peut conserver quelques doutes sur la nature tuberculeuse de la maladie.

L'observation XXIX nous offre l'exemple rare, le seul que nous ayons rencontré ici, d'une vomique du poumon sans qu'il nous ait été possible, malgré nos explorations réitérées et les plus attentives, de retrouver le siége de la cavité purulente. L'engorgement pulmonaire chronique nous paraît bien réellement tuberculeux, l'hérédité et l'opiniâtreté de la maladie achèvent de le démontrer.

Deux fois le traitement thermal procure une amélioration très-grande, plus grande encore cette année, mais seulement une amélioration ; espérons qu'une troisième saison achèvera la cure, si, comme le malade nous l'a promis, il prend pendant l'hiver prochain toutes les précautions hygiéniques et diététiques que commande son état.

L'observation XXX nous offre un exemple d'amélioration telle que le malade ne juge pas à propos de revenir boire les eaux ; il en a été probablement de même de l'observation XXXI ; cependant nous n'avons pas eu de ses nouvelles.

Analysons maintenant les cas de maladie acquise, plus nombreux que ceux de cause héréditaire, nous retrouverons la même proportion pour tous les malades classés dans la seconde partie de ce mémoire.

PHTHISIE ACQUISE

Les deux premiers cas de cette série, obs. XXXIII et XXXIV, offrent deux exemples très-remarquables de guérison complète.

Le diagnostic de la maladie de M. H..... a été établi par quatre docteurs, entre autres par le très-regrettable président de la Société d'hydrologie, M. le docteur Mêlier. La maladie est arrêtée dans sa marche dès la première saison ; à la seconde saison, tous les symptômes tendent de plus en plus à s'effacer et à la troisième la guérison radicale est constatée par trois d'entre nous, sauf M. le docteur Mêlier, malgré une atteinte de fièvre typhoïde qui eut lieu pendant l'hiver et qui retint le malade à la chambre pendant sept semaines.

La guérison de M. G.... est plus frappante encore, car les lésions étaient beaucoup plus étendues en hauteur et en profondeur, une atteinte grave était portée à toute la constitution. M. le docteur Guérineau désespérait complétement du malade lorsqu'il le dirigea sur les eaux du Mont-Dore. Qu'on se rappelle les hémoptysies initiales au traitement thermal, la pâleur, l'amaigrissement, l'inappétence, la toux et l'expectoration abondante, qu'on se rappelle encore que M. G... paraît avoir contracté la maladie *auprès de sa femme*, dévorée par la phthisie après deux ans de souffrance.

Dès la seconde cure au Mont-Dore, embonpoint remarquable, et à la fin de la troisième année que constatons-nous ? un peu de faiblesse respiratoire dans le sommet naguère si gravement compromis, enfin un embonpoint qu'on peut évaluer à 15 kilogrammes en trois années.

Nous ne pouvons encore rien dire des obs. XXXV, XXXVI, XXXVII, XXXVIII, XXXIX, parce que c'est la première année que nous les observons ; ici comme toujours le râle crépitant de retour n'a pas manqué de se produire au milieu ou à la fin du traitement, excepté chez le n° XXXIX où nous n'avons pu le saisir. Les docteurs de Massé, Leclerc et Léveillé ont pu s'assurer par eux-mêmes si leurs malades pour cette première saison n'ont pas éprouvé dans l'état local, et surtout dans l'état général, des modifications profondes, soudaines, inattendues, et qu'ils avaient demandées en vain aux médications pharmaceutiques ordinaires. M. K... a vu sa voix revenir, la toux diminuer, ainsi que l'expectoration devenue moins opaque, plus glaireuse, plus aérée ; enfin il y avait plus de forces, plus d'embonpoint, plus de fraîcheur, et le moral plein d'espérance ; et tout cela en combien de temps, en dix-huit jours !

M. R..., le malade de MM. Paul Laroche et Gendrin, n'a certainement pas recouvré la plénitude de sa voix, mais là encore il y a eu une telle amélioration locale et générale qu'on est en droit d'espérer beaucoup plus d'une seconde et même d'une troisième saison.

L'obs. XXXV, qui appartient à M. le docteur Horteloup, nous confirme dans les espérances que nous venons de formuler.

En effet, M. S... était dans le même état que M. R... lorsqu'il vint l'année dernière boire les eaux, si ce n'est que son état était beaucoup plus grave sous tous les rapports. Après sa première cure, il passa très-bien l'hiver, mais à l'entrée du printemps il est repris d'un tel redoublement dans les accidents, qu'il compte les jours qui le séparent encore des sources désirées. Les eaux transportées prescrites pour le mois de novembre 1859, n'avaient pas été bues, parce que les premières doses n'avaient pas été bien supportées, ce qui ne s'était pas produit une seule fois aux sources thermales.

M. S... est revenu cette année compléter le traitement si avantageusement commencé et a éprouvé les bons effets de l'année précédente ; après dix-huit jours de traitement, la voix avait repris presque entièrement son timbre normal, et cependant le sommet gauche conservait encore une respiration tuboïde avec du râle humide à petites bulles.

Nous nous arrêterons peu sur les obs. XLII et XLIII, parce que le diagnostic ne nous paraît pas dégagé de toute incertitude. Quant à l'obs. XLIV, la coïncidence de l'asthme avec les tubercules étant un fait assez rare par lui-même, nous a engagé à classer cette observation dans la catégorie des cas douteux, quoique le diagnostic de M. Lepetit fût très-explicite. Notons encore les bons effets de la cure thermale, bons effets qui s'étaient maintenus jusqu'à la fin de l'hiver.

Enfin l'obs. XLV, qui termine cette première partie, est un de ces faits les plus remarquables d'amélioration très-rapide sur place, et que l'œil et l'oreille suivent avec une anxiété et un plaisir partagés par le malade et une partie de sa famille qui l'entoure. Ainsi plus de dyspnée, plus de douleurs costales, plus de toux, respiration, douce et moelleuse partout excepté dans le sommet droit, où elle est, non plus tubaire, mais tuboïde dans l'étendue de 5 centimètres de hauteur, avec quelques petites variétés de râle crépitant fin humide ; vif appétit, bon sommeil, forces nouvelles, épanouissement et fraîcheur des traits. .

Après avoir mis les eaux thermales du Mont-Dore en contact avec les tubercules pulmonaires surpris pour ainsi dire à leur première période d'évolution, que le lecteur veuille bien nous suivre et qu'il étudie avec nous leurs effets sur ces mêmes tubercules passés à l'état de ramollissement, de suppuration et d'expulsion.

SECTION II. — PHTHISIE AU DEUXIÈME ET AU TROISIÈME DEGRÉ CONFIRMÉE

PHTHISIE TUBERCULEUSE HÉRÉDITAIRE (1)

Ainsi que nous l'avons déjà dit précédemment, nous avons rangé dans la première partie bien des faits qui appartiennent à la seconde, parce que non-seulement la maladie passe souvent de la première à la seconde période par des nuances insensibles, mais aussi afin de mieux porter la conviction dans l'esprit des médecins peu familiarisés avec la stéthoscopie. Aussi les premiers faits dont nous allons entretenir le lecteur ne sont-ils que la continuation des anneaux de la longue chaîne que nous poursuivons et dont ils sont comme le milieu.

OBS. XLVI. — *Plusieurs hémoptysies ; tuberculisation bornée au sommet droit ; bons effet d'une première saison.* — M. D..., âgé de trente-trois

(1) Hommes, huit observations.

ans, est d'une constitution lymphatico-sanguine, maigre, et a le système veineux très-développé. Deux de ses parents les plus proches dans la ligne maternelle sont morts de la phthisie confirmée. Lui-même, après des fatigues physiques et morales, a été pris, il y a trois mois, d'une première hémoptysie qui a duré huit jours et d'une seconde il y a un mois qui n'a duré que trois jours ; il tousse depuis cette époque et crache peu, si ce n'est le matin ; il est oppressé en marchant et accuse une grande faiblesse dans les jambes.

Le malade arrive au Mont-Dore le 27 juin 1859.

Sous la clavicule gauche, on ne trouve ni matité ni bronchophonie ; mais l'inspiration est rude, râpeuse, et s'accompagne de râle humide dans l'étendue de deux travers de doigt. Rien de remarquable dans les autres régions de la poitrine. Pas de fièvre, peu d'appétit, peu de sommeil.

Après quelques jours de malaise, d'inappétence et d'agitation nocturne, sous l'influence des premières applications du traitement thermal, peu à peu le calme se rétablit, l'appétit se développe et le malade reprend des forces et un embonpoint très-notable. La toux et l'expectoration sont à peu près nulles, et c'est à peine si l'oreille perçoit quelques craquements sous la clavicule gauche, mais le bruit respiratoire est encore rude.

Obs. XLVII. — *Tubercules limités au sommet gauche ; cavernules ; râle crépitant de retour abondant ; bons effets d'une première saison ; santé très-bonne jusqu'à la saison ; bons résultats.* (Docteurs Mangin et Horteloup.) — M. C..., vingt-trois ans, négociant, lymphatico- sanguin, malade depuis le mois d'octobre 1858, époque à laquelle il garda le lit pendant deux mois. Depuis cette époque, la toux et l'expectoration ont toujours persisté. Sœur morte de phthisie pulmonaire à l'âge de vingt-cinq ans. D'après les conseils de M. le docteur Horteloup, M. C... arrive au Mont-Dore le 13 juillet 1859.

Nous constatons : pâleur des traits, inappétence, sentiment de faiblesse, absence de fièvre, matité sous la clavicule gauche, râle muqueux à petites bulles, repiration rude, expiration prolongée tuboïde et entrecoupée. Même état dans toute la fosse sus-épineuse du même côté, où l'on perçoit quelques bulles de râle cavernuleux ; rien de semblable du côté opposé, si ce n'est un peu d'exagération dans les bruits respiratoires ; toux le matin surtout et expectoration, pas d'hémoptysie.

Au départ du Mont-Dore, qui eut lieu le 1er août, l'état général est satisfaisant ; il y a une meilleure carnation, embonpoint, peu de toux et très-peu d'expectoration. Le sommet gauche du poumon est envahi par du râle crépitant.

L'année entière se passe sans un seul rhume et sans par conséquent qu'il y eût besoin de consulter aucun médecin. Retour aux eaux du Mont-Dore le 10 juillet 1860.

Embonpoint, fraîcheur des traits, toux et expectoration presque nulle, mais existant parfois encore le matin seulement au réveil. Absence complète de matité du sommet gauche; on perçoit par la toux quelques bulles sèches dans la fosse sus-épineuse avec un certain état de rudesse dans les bruits respiratoires. Après vingt jours de traitement thermal, la toux et l'expectoration disparaissent; le malade est fort satisfait de son état, et c'est avec difficulté qu'on retrouve une différence dans les sommets du poumon sous le rapport de la respiration.

Obs. XLVIII. — *Tubercules des deux côtés; râle crépitant de retour; amélioration.* (Docteur Meynard.) — M. D..., vingt et un ans, réformé du service militaire pour cause de phthisie, constitution lymphatico-sanguine, toux depuis quinze mois, sèche d'abord, suivie d'expectoration depuis un an. Pas d'hémoptysie, pas de fièvre, appétit assez bien conservé, mais pas de force dans les jambes.

Arrivé au Mont-Dore le 10 juillet.

Matité dans tout le sommet gauche, avec râle humide à bulle de moyen volume; retentissement de la voix et de la toux; bruit respiratoire rude, râpeux, tuboïde dans toute la fosse sus-épineuse droite avec bronchophonie moins prononcée que du côté opposé; bruit d'expiration prolongée sous la clavicule correspondante sans matité; toux fréquente le matin; expectoration opaque peu aérée.

Le 16 juillet, la respiration est plus moelleuse et mélangée d'une grande quantité de râle humide dans les deux sommets, les crachats sont plus aérés, plus glaireux.

Le 23 juillet, même état, appétit plus développé qu'à l'arrivée, moins de toux et moins d'expectoration.

Obs. XLIX. — *Symptômes de phthisie très-avancée; peu d'amélioration par une saison aux Eaux-Bonnes et une autre au Mont-Dore; amélioration consécutive sous l'influence des eaux transportées.* — M. F..., vingt-neuf ans, constitution lymphatico-sanguine, cheveux noirs, œil brillant, pommettes rosées, malade depuis trois ans par suite d'un rhume négligé. Voyage aux Eaux-Bonnes en 1857; constitution fortifiée, mais continuation de la toux et de l'expectoration; deux hémoptysies abondantes pendant l'hiver 1858; arrivée au Mont-Dore le 8 juillet suivant; frère mort de phthisie.

Amaigrissement, toux fréquente, expectoration opaque abondante le matin, peu d'appétit, pas de forces. Divers râles humides à la base des poumons en arrière, râle sous-crépitant dans la fosse sus-épineuse gauche sans matité ni bronchophonie.

Au sommet droit, matité et respiration tubaire dans l'étendue de cinq à six centimètres en hauteur, craquements humides pendant et après la toux, bronchophonie. Ce malade quitte les eaux après vingt-deux jours sans avoir éprouvé d'amélioration notable, si ce n'est que les crachats sont moins abondants, moins opaques, et que l'appétit est meilleur. Toute la poitrine est remplie de râle sous-crépitant humide ; la matité et la respiration bronchique n'ont pas diminué.

Les eaux transportées sont bues au commencement du mois de novembre, et le malade se trouve si bien qu'il peut se livrer au plaisir de la chasse.

Après une promenade de ce genre, il est pris en février 1859 d'une fluxion de poitrine qui envahit tout le lobe supérieur droit. Deux saignées, trois vésicatoires et le tartre stibié arrêtent les accidents dès le douzième jour ; la convalescence s'établit franchement.

Les eaux transportées sont bues en juillet 1859, puis en novembre 1859, et toujours avec une amélioration. Enfin l'hiver de 1860 se passe bien, et au mois de mars 1860, la santé générale se conservait bonne, un peu de toux, un peu d'expectoration le matin.

Le bruit respiratoire est bon partout, excepté au sommet droit, où il y a encore 3 centimètres de matité en hauteur avec quelques bulles de craquements humides. Des circonstances spéciales empêchent le malade de se rendre aux eaux ; il les boit transportées en juillet. J'ignore maintenant quel est l'état local, mais le malade me fait savoir en novembre 1860 qu'il tousse et crache très-peu, qu'il va bien.

Obs. L. — *Cas grave de tuberculisation ; arrêt dans la marche des accidents ; guérison apparente depuis plus d'un an* (1). — M. G... est un négociant, grand, bien fait, la poitrine large et d'une belle constitution apparente. Il est blond châtain clair, âgé de vingt-neuf ans, et d'un tempérament lymphatico-nerveux. Depuis l'adolescence il a une grande disposition à tousser, et ses rhumes lui durent quelquefois tout l'hiver.

Il a commencé à avoir de petites hémoptysies il y a quatre ans, et depuis cette époque il tousse tous les matins et expectore presque toujours des matières opaques jaunâtres qui augmentent beaucoup aussitôt qu'il contracte un nouveau rhume.

Au commencement de juillet 1858, ce malade se rendit aux eaux du Mont-Dore, et se présenta à notre examen dans l'état suivant :

Amaigrissement, pâleur et bouffissure du visage, dyspnée, toux le matin et le soir, expectoration peu abondante et parfois marquée de petites stries de sang vif, douleur vague dans le thorax, pas de fièvre,

---

(1) Le sujet de cette observation a perdu son père, sa mère, deux de ses frères de la maladie de poitrine ; le dernier est mort à vingt-neuf ans aux Eaux-Bonnes même. Ceux-là ont été vus par M. le professeur Andral, celui-ci par M. le professeur Trousseau.

mais sueurs la nuit, bon état des voies digestives. La respiration paraît ample, souple et moelleuse à la base des deux poumons, mais dans toute la région du scapulum du côté droit, il y a une matité intense qui s'étend jusque vers l'aisselle ; cette matité est moins étendue en avant sous la clavicule où elle disparaît au-dessous de deux à trois travers de doigt. Ici le bruit respiratoire est faible partout, et n'offre plus à l'oreille ce moelleux qu'on trouve dans les régions inférieures. La voix et la toux retentissent dans les parties mates et s'accompagnent de craquements humides et de râles sous-crépitants ; ce dernier est moins abondant sous la clavicule gauche. Le bruit respiratoire est rude, l'expiration prolongée et comme saccadée ; les ongles sont incurvés.

Ce malade supporte parfaitement toutes les pratiques du traitement thermal ; il reprend de l'embonpoint et peut se livrer avec les touristes à toutes leurs excursions dans la montagne, pourvu toutefois que cela ne soit pas à pied.

Après vingt jours du régime des eaux, la toux et l'expectoration n'ont plus lieu que le matin, et cette dernière se réduit à très-peu de chose.

Toute la partie du poumon qui était le siége de la matité est renforcée par du râle crépitant (de retour), il n'y a plus de bronchophonie et très-peu de dyspnée, l'appétit est excellent, toutes les fonctions se font bien.

Un mois plus tard j'auscultai ce malade ; il n'y avait plus trace de râle crépitant, mais quelques bulles de craquements humides avec faiblesse du bruit respiratoire. Je conseillai de passer l'hiver dans les pays chauds, et M. G..., après un séjour de deux mois et demi sur les côtes d'Afrique, rentra en France dans le courant de février.

Quelques semaines après son arrivée, il prit un rhume, c'était le premier depuis son voyage aux eaux, et eut de la fièvre pendant quelques jours avec des accès de toux suivis de crachats très-légèrement striés de sang.

Cependant, à la fin de la seconde semaine, il put quitter la chambre et continua à se bien porter jusqu'au 24 juin, époque à laquelle il revint au Mont-Dore.

La bonne coloration du visage et l'embonpoint semblent indiquer une santé parfaite, mais il y a toujours de la toux et un peu d'expectoration le matin. L'ancienne matité du poumon droit n'existe plus et l'état d'embonpoint est d'ailleurs un obstacle pour le constater. La respiration n'est pas moelleuse, et en faisant tousser le malade on renforce et l'on développe les bruits de craquements humides, mais le sommet gauche présente cette année quelques bulles de râle sous-crépitant dans la fosse sus-épineuse.

Le régime des eaux est appliqué dans toute sa rigueur, et M. G... quitte l'Auvergne toussant encore moins, mais n'expectorant plus ; la respiration est plus douce dans les points affectés, il n'y a plus de râle crépitant comme à la fin du premier traitement thermal, on constate seulement les ineffaçables craquements humides.

Fin de novembre 1860. Depuis l'année dernière jusqu'à ce jour, la santé de M. G... s'est conservée très-bonne, pas un seul rhume pendant l'hiver.

Obs. LI. — *Phthisie à la troisième période. Trois années aux eaux du Mont-Dore. Arrêt dans la marche des accidents.* (Professeur Andral) — M. H...,vingt-huit ans, constitution lymphatico-nerveuse, cheveux noirs, œil perlé, grande maigreur. M. Andral a conseillé le Mont-Dore à ce malade depuis deux ans ; il y vint en 1858 pour la troisième année, et nous constatons une petite caverne dans la clavicule droite, râle de gargouillement, pectoriloquie dans l'étendue de deux travers de doigt. Père et mère morts de phthisie ; pas de fièvre, mais sueurs nocturnes, pas de diarrhée.

Le traitement thermal développe l'appétit et diminue l'expectoration, la caverne s'entoure de quelques petites bulles de râle crépitant.

Les eaux transportées sont bues en novembre, l'hiver se passe bien ainsi que l'été. Les eaux sont bues transportées en novembre 1859 ; aucun accident nouveau ne se déclare jusqu'en septembre 1860, époque à laquelle j'apprends que M. H... tousse et crache, mais sans garder une seule journée la chambre.

Obs. LII. — *Phthisie à la troisième période. Première saison, peu de changement, si ce n'est la cessation de la fièvre du soir.* (Docteurs Vibert et Colmar.)—M. K..., vingt et un ans, fabricant de tulle, lymphatique, malade depuis quinze mois, toux, expectoration, hémoptysies, voix voilée depuis cinq mois, sueurs, amaigrissement, fièvre tous les soirs.

Matité du sommet droit, en avant et.en arrière râle de gargouillement. La matité s'étend en avant dans l'étendue de 6 centimètres.

Le traitement est commencé le 3 août et continué jusqu'au 22 août. Les sueurs nocturnes et la fièvre du soir avaient cessé au départ, la toux est aussi fréquente et l'expectoration moindre. Mais il y a dyspnée, peu d'appétit, pâleur des traits, peu de changement dans l'état local.

Obs. LIII. — *Tubercules à la troisième période. Extinction de voix. Amendement très-remarquable dans tous les symptômes. Retour des accidents par imprudence. Mort.* — M. L..., trente ans, lymphatique, père, frères et sœurs morts phthisiques. Vaste caverne au sommet droit, laryngite douloureuse, extinction de voix, difficulté pour avaler, surtout les liquides. Incurvation des ongles. Arrivée au Mont-Dore le 8 juillet, départ le 30. Traitement parfaitement supporté, retour de l'appétit, diminution de la toux, de l'expectoration, et, chose plus remarquable encore, amélioration telle de la laryngite que la voix est revenue, et que la difficulté d'avaler est considérablement diminuée. Le malade n'avale de travers qu'à deux ou trois jours d'intervalle.

Retour en diligence par une chaleur excessive et au milieu de tourbillons de poussière pendant quatre heures, nuit passée en wagon de troisième classe ; sommeil, puis réveil en sueur à trois heures du matin avec un vasistas ouvert. Dès ce moment extinction de voix complète qui persiste jusqu'à l'arrivée au domicile après un parcours de 640 kilomètres sans interruption ; grande frayeur du malade qui m'écrit tous ces détails. Je conseille des fumigations avec l'eau du Mont-Dore ; retour de la voix après huit jours de fumigations. Le malade se sent assez fort pour aller à la chasse ; en sautant un fossé, M. L... tombe dans l'eau jusqu'à la ceinture, retour des accidents fébriles, mort en six semaines.

PHTHISIE TUBERCULEUSE HÉRÉDITAIRE CONFIRMÉE (1)

OBS. LIV. — *Phthisie à la seconde période arrêtée et guérie à peu près complétement par trois saisons au Mont-Dore.* — Mademoiselle A... est âgée de vingt-neuf ans, brune et très-lymphatique, pâle, amaigrie avec incurvation du thorax en avant. Sa mère est morte à trente-neuf ans, *d'épuisement de poitrine*, après avoir eu douze enfants qui se portent assez bien, si ce n'est qu'ils s'enrhument facilement. Mademoiselle A... attribue le développement de sa maladie à son travail assidu et sédentaire dans un comptoir humide de Lyon. Très-peu réglée mais toujours exactement, elle l'est beaucoup moins depuis deux ans qu'elle tousse et crache presque constamment et c'est depuis cette époque qu'elle a beaucoup maigri et qu'elle a des flueurs blanches. D'après l'avis de plusieurs médecins de Lyon, elle se rendit au Mont-Dore à la fin de juin 1858 présentant les symptômes suivants :

Les omoplates sont saillantes et le devant de la poitrine déprimé de chaque côté du sternum. Sous la clavicule gauche et dans la fosse sus-épineuse du même côté, il y a de la matité, surtout en arrière, avec râle sous-crépitant humide aux deux temps de la respiration, la voix est retentissante. A droite la respiration est rude mais sans bruits anormaux. La toux est fréquente, quinteuse, et s'accompagne d'expectoration particulièrement le matin et quelquefois le soir. Peu de sommeil, pas d'appétit, langue blanche, constipation, mouvement fébrile le soir, caractérisé seulement par de la chaleur et des sueurs bornées à la poitrine le matin.

(1) Femmes, cinq observations.

Après dix-neuf jours de traitement thermal, la face s'était animée et bronzée, la toux un peu diminuée et l'expectoration réduite des trois quarts de ce qu'elle était. Le sommet gauche du poumon n'était plus mat qu'en arrière et le siége d'un râle crépitant fin mêlé à du râle humide et plus gros ; le sommeil et l'appétit meilleurs , les flueurs blanches avaient cessé. La malade pouvait faire des courses à pied qu'il lui aurait été impossible de faire à son arrivée.

Cette personne revint au Mont-Dore le 24 juin de l'année suivante (1859).

L'embonpoint, sans être considérable, contraste avec ce qu'il était l'année dernière ; l'hiver s'est passé sans nouveaux rhumes, les flueurs blanches sont nulles et les règles durent cinq jours au lieu de deux ou trois avant le voyage aux thermes.

Le sommet gauche est encore un peu mat en arrière et en haut, mais sans bronchophonie ; il n'y a de râle sous-crépitant qu'à l'expiration et en petite quantité.

Nouvelle saison de dix-huit jours pendant lesquels la malade fait de fréquentes promenades dans la forêt de sapins ; elle s'en retourne fort contente, n'expectorant plus qu'une très-petite quantité d'humeurs le matin, seul instant de la journée où elle tousse. Plus de sueurs matinales ni douleurs thoraciques, toujours quelques bulles de râles dans la fosse sus-épineuse.

Le 8 juillet 1860, troisième saison.

L'hiver s'est passé sans un seul rhume qui ait donné lieu à de la fièvre, la malade a pu vaquer à toutes ses occupations, la physionomie est bonne, toutes les fonctions se font bien. Sous la clavicule gauche la respiration est faible et s'accompagne parfois de bruit de frottement. Point de motité dans la fosse sus-épineuse, mais quelques bulles rares de craquements humides, expectoration nulle, toux très-rare.

Après cette troisième saison, la respiration devient bonne partout, on ne peut constater quelques bulles de craquements humides rares que dans la fosse sus-épineuse droite.

Obs. LV. — *Phthisie à la seconde période, excellents effets de la médication thermale.* — Madame E..., âgée de trente-six ans, est d'un blond châtain, grande, bien constituée, mais très-lymphatique et toujours bien réglée. Son père et sa mère se portent assez bien, mais quatre de ses parents, dans la ligne maternelle, sont morts de la phthisie. Elle n'a qu'une enfant âgée de neuf ans, qui a une très-grande disposition à s'enrhumer.

Madame E... s'enrhume tous les hivers, elle a eu plusieurs hémoptysies et deux fluxions de poitrine, la dernière il y a deux ans ; elle tousse fréquemment, mais ne crache que le matin des matières granuleuses.

Sommet du poumon gauche mat dans l'étendue de quatre travers de doigt en arrière et de deux en avant, bronchophonie, râle muqueux abondant dans ces parties. Sommet droit, respiration râpeuse, tuboïde, craquements humides postscapulaires. A la base des poumons, le bruit respiratoire s'entend bien moins du côté gauche, qui a été le siége de la dernière fluxion de poitrine. L'appétit est peu développé, la langue est saburrale.

Au milieu du traitement thermal, la malade est prise d'un rhume intense qu'elle attribue à un refroidissement, mais qui ne dure que six jours; pendant ce temps les eaux ne sont pas interrompues. Après vingt jours de séjour, elle quitte le Mont-Dore, ne conservant plus de toux que le matin et après avoir repris de l'embonpoint et plus de vigueur dans l'habitude extérieure du corps. Le reste de l'année se passe sans accident, et au mois de mars une atteinte de grippe ne retient la malade à la chambre que pendant cinq ou six jours.

Au commencement de juillet 1860, elle retourne aux eaux dans l'état suivant : embonpoint bien conservé, appétit, sommeil, toux seulement le matin, et expectoration de petites mucosités concrètes, mais bien moins abondantes qu'autrefois.

Le sommet gauche du poumon offre encore de la matité, mais seulement en arrière, où l'on perçoit à l'oreille quelques bulles de râle muqueux ; à droite on n'entend plus de craquements humides, mais la respiration y est rude et prolongée. Les règles viennent bien et abondamment chaque fois ; il n'y a pas de pertes blanches depuis le traitement de l'année dernière.

Au neuvième jour du traitement, la toux cesse complétement et les bruits du sommet gauche sont remplacés par du râle crépitant clairsemé (râle crépitant de retour). Cette dame part le dix-neuvième jour en affirmant qu'elle ne tousse ni ne crache une seule fois dans la journée. Cependant le sommet gauche laisse entendre çà et là quelques bulles de craquements humides en arrière. A la fin de novembre 1860, la santé est bonne ; il n'est pas survenu de rhume depuis le départ des eaux.

OBS. LVI. — *Affection utérine; grippe avec fluxion de poitrine; toux opiniâtre suivie de cavernes ; bons effets immédiats des eaux; retour de la fièvre aussitôt les eaux; effets consécutifs des eaux sans résultat notable.* (Docteurs Lagare, Thomas.) — Madame I..., quarante-deux ans, non mariée, lymphatique, brune, hémorrhagies utérines fréquentes accompagnées seulement d'éruptions vulvaires et vaginales aphtheuses sur le col de l'utérus, grippe en novembre 1859, s'accompagnant de pleuropneumonie à droite et résistant à toute espèce de traitement. Toux permanente, sèche d'abord, puis suivie d'expectoration ensanglantée, fièvre, frissons le soir, sueurs nocturnes, amaigrissement, perte complète de l'appétit.

Arrivée au Mont-Dore le 17 juillet 1860; caverne au sommet du poumon droit, gargouillement, pectoriloquie; matité moins prononcée au sommet gauche, mais râle muqueux, abondant, avec résonnance de la voix, toux.très-fatigante, résistant à tous les calmants, expectoration opaque, parfois rougeâtre. Il y a eu une hémoptysie à la fin de décembre qui a duré trois jours; à la suite de cet accident, les crachats sont restés rouillés pendant deux mois. La malade a de la fièvre tous les soirs, précédée de frissons. La voix est souvent voilée, il y a un peu de laryngite. Sous l'influence du traitement, la toux et l'expectoration diminuent, la fièvre cesse à partir du septième jour, et tout va pour le mieux jusqu'au dix-huitième et dernier jour de traitement. Le dix-neuvième jour, jour de repos, la fièvre éclate à trois heures du soir par un frisson qui dure une demi-heure; puis fièvre pendant trois jours, allant en diminuant le quatrième jour; départ le cinquième jour.

Cette fièvre persiste encore pendant quatre jours après l'arrivée de la malade dans sa famille, puis elle cesse sous l'influence de l'apparition des règles, et la malade m'écrit qu'elle respire bien mieux qu'avant son arrivée au Mont-Dore. Cependant le médecin ordinaire déclare à une personne de la famille de cette demoiselle, qu'il trouve peu de changement dans l'état local.

Obs. LVII. — *Plusieurs cavernes au sommet; traitement irrégulièrement suivi; aucun effet; mort.* — Madame O..., cinquante-cinq ans, lymphatique, amaigrissement considérable, ongles incarnés, plusieurs petites cavernes dans les deux sommets constatées par M. le docteur Heurteloup; fièvre le soir. Cette dame est accompagnée de sa fille unique âgée de dix-huit ans, qui absorbe tous ses instants. On ne peut lui faire suivre que très-imparfaitement le traitement thermal en juillet 1850, tandis qu'elle fatigue sa fille, qui n'est pas malade de la même affection, par ses obsessions continuelles. Pas de changement dans l'état local en général; morte à la fin de décembre 1858.

Obs. LVIII. — *Phthisie à la dernière période; fièvre de consomption; quelques doses d'eau minérale; pas de changement; mort.* — Madame U..., vingt ans, tempérament très-lymphatique, malade depuis deux ans, doigts hippocratiques, doubles cavernes, hémoptysie, fièvre hectique, diarrhée ou constipation; on accorde quelques cuillerées d'eau minérale. Pas de changement. Arrivée au Mont-Dore le 17 juillet; départ le 10 août; mort en octobre.

Réflexions sur les observations de ce groupe.

Cette première classe de phthisie confirmée et héréditaire compte 13 cas, dont 8 hommes et 5 femmes. Sur ce nombre il y a 3 morts, 2 femmes et 1 homme.

Bien que nous n'ayons pas eu de nouvelles directes depuis un an de l'observation XLVI, nous savons que le bien obtenu durant une première saison s'est maintenu, et que les accidents hémoptoïques ne se sont pas reproduits.

L'observation XLVII, qui appartient à M. le docteur Heurteloup, est un exemple remarquable de guérison après deux saisons passées au Mont-Dore, Dès la première année, il s'est produit une amélioration telle que M. C... n'a pas eu besoin dans tout le cours de l'année de consulter une seule fois son médecin; il est parti à la fin de juillet 1860, conservant à peine des traces de sa grave affection.

L'observation XLVIII vient de faire sa première saison, des changements favorables ont eu lieu sur place; changements constatés par M. le docteur Meynard, auquel appartient M. D...

Les observations XLIX et L se rapprochent par bien des points de contact. La maladie paraît complétement enrayée dès la première année 1858 pour M. F.... Une fluxion de poitrine éclate en février 1859 et cède en moins de quinze jours, tout en ébranlant fortement l'organisme qui ne tarde pas à reprendre son équilibre.

L'observation L offre l'exemple d'une grande étendue de lésion pulmonaire, trois des principaux membres de la famille ayant succombé à la maladie de poitrine, le frère aîné aux Eaux-Bonnes mêmes. Deux saisons au Mont-Dore, 1858-1859, impriment à l'économie tout entière un tel cachet de bonne santé, que personne ne peut soupçonner les graves lésions qui sommeillent sous cette belle carnation. Aujourd'hui, janvier 1869, la santé s'est conservée très-bonne.

L'observation LI, qui est venue au Mont-Dore d'après les indications de M. Andral, offre un exemple de la maladie rendue à la troisième période; observé par nous pour la première fois à la troisième année de cure au Mont-Dore, il vaque encore, en novembre 1860, à toutes ses occupations, se livre même au plaisir de la chasse, et tout cela sans avoir une seule fois gardé la chambre pendant toute la durée de l'hiver.

Nous ne parlerons de l'observation LII qui vient de faire sa première saison, quoique la maladie soit à la dernière période, que pour signaler que la fièvre a cessé pendant la cure, ainsi que les sueurs nocturnes, et que l'expectoration a diminué. Mais nous craignons que ce malade ne résiste pas à l'hiver, étant dans l'impossibilité de pouvoir en amoindrir les effets pernicieux.

L'observation LIII est encore une phthisie au troisième degré extraordinairement amendée sur place (la voix était perdue, elle revient), pour se perdre pendant le retour au milieu des péripéties du voyage et revenir encore après; mais le malade succomba en octobre par une sorte de choc en retour, occasionné, il faut bien le dire cependant, par un accident de l'imprudent jeune homme.

Si maintenant nous reportons notre attention sur les femmes de cette classe dite héréditaire et confirmée, nous trouvons cinq cas, dont deux terminés par la mort; les observations LVII et LVIII. Mais on a vu que le traitement thermal n'a pas été appliqué convenablement, parce qu'il n'était pas applicable.

L'observation LVI, qui appartient à MM. les docteurs Lagarde et Thomas, vient seulement de faire sa première saison. Pendant dix-huit jours tout s'est passé pour le mieux; la fièvre qui existait en arrivant et qui paraissait tenir aussi aux fatigues du voyage a cessé pendant la cure, l'expectoration a diminué, malheureusement la veille du départ la fièvre est revenue par un accès de frisson. Mais mademoiselle I... nous fait observer qu'elle est sujette à ces sortes de

fièvres au retour de ses époques. Elle part, et mademoiselle
I... nous écrit elle-même que la fièvre a cessé avec l'apparition
des règles plus abondantes, plus rouges qu'autrefois. Cependant l'un de ses médecins constate peu de changement dans
l'état local. Que deviendra cette demoiselle pendant l'hiver?
Nous avons de ses nouvelles, 5 décembre 1860; il n'y a rien
de particulier dans son état.

Quant aux observations LIV et LV, ce sont deux beaux
exemples de guérison. Madame E... habite le centre ouest de
la France, mademoiselle A..., le centre est. Toutes deux ont
fait trois saisons, toutes deux peuvent être considérées comme
guéries. Que reste-t-il en effet pour l'oreille de l'observateur?
Un peu de faiblesse respiratoire et çà et là à peine quelques
bulles de craquement humide. Si dans les circonstances graves
d'hérédité que nous venons de parcourir, les eaux ont manifesté leurs bienfaits, que ne devons-nous pas en attendre dans
les circonstances où la maladie est tout à fait accidentelle !

PHTHISIE ACQUISE (1)

Obs. LIX. — *Phthisie confirmée, expulsion de concrétions crétacées
après une première saison; guérison radicale après la seconde anné.*
(Docteurs Richard et Faulcon.) — M. M..., trente-cinq ans, lymphae
tico-nerveux, malade depuis deux ans, arrivé au Mont-Dore en juillet 1858 dans l'état suivant : santé générale bonne, du moins en apparence, peu d'appétit, facilité très-grande à s'enrhumer, toux et
expectoration peu abondante depuis deux ans, deux ou trois fois crachats striés de sang, pas de fièvre, mais sueurs nocturnes au cou et à
la poitrine, dyspnée, lassitude dans les membres inférieurs, respiration
bonne partout, excepté au sommet droit, où elle est tubaire dans l'étendue de 3 à 4 centimètres de hauteur, retentissement bronchophonique, râle sous-crépitant, humide, peu abondant.

A la fin du traitement thermal, il n'y avait plus ni toux ni expectoration, au dire du malade; mais le lobe pulmonaire supérieur droit était
envahi par un râle crépitant fin dans tout le pourtour du sommet.
Grand appétit, forces plus grandes et embonpoint.

(1) Hommes, douze observations.

Les eaux transportées sont bues à l'entrée de l'hiver; un nouveau rhume survient pendant lequel M. M... expectore deux ou trois petites pierres stalactiformes du volume d'une tête d'épingle, mais sans fièvre et sans qu'il soit besoin de garder la chambre. Il revient au Mont-Dore en août 1859.

« J'ai très-bien passé l'hiver, me dit-il, je tousse à peine le matin, j'expectore peu ou point, et surtout je n'éprouve plus d'oppression. » L'état général est en effet meilleur que l'année précédente, le sommet malade n'offre plus que la respiration tuboïde avec quelques rares craquements humides dans la fosse sus-épineuse.

Le second traitement thermal ramène un peu de râle crépitant, qui disparaît dès le dix-huitième jour; il n'y a plus ni toux ni expectoration, et le bruit respiratoire ne conserve plus que de la faiblesse.

Les eaux transportées sont prises à l'entrée de l'hiver 1859. M. M... ne s'enrhume plus, ne tousse plus, et sa santé se trouve être encore parfaite en novembre 1860, un an après la seconde saison des eaux.

Obs. LX. — *Engorgement pulmonaire chronique tuberculeux, résolution complète par deux saisons.* — M. M..., trente-deux ans, nerveux et lymphatique, cheveux bruns, physionomie pâle, trois fluxions de poitrine depuis douze ans, la dernière il y a trois ans, prédisposition catarrhale, affaiblissement de la voix, allant quelquefois jusqu'à la raucité; dyspnée en montant. D'après les conseils de M. le docteur Delongeon, ce malade arrive au Mont-Dore le 15 juillet 1857.

Matité dans l'étendue de quatre travers de doigt au-dessous de la clavicule droite, respiration affaiblie, tuboïde dans certains points, prolongée seulement dans d'autres au temps d'expiration, bruit de craquements secs, de frottement et de cuir neuf, même état dans la fosse sus-épineuse droite, où la toux provoque des bulles humides; respiration puérile à gauche.

Besoin de tousser tous les matins, expectoration de matière granuleuse, tantôt jaune, tantôt grise, demi-opaque.

Le traitement thermal surexcite beaucoup le malade les premiers jours et amène de l'insomnie; mais bientôt la tolérance s'établit et procure un changement des plus favorables dans l'état local et général.

Au vingt et unième jour du traitement, le poumon se soulève mieux, mais on entend un bruit de taffetas au milieu du râle sous-crépitant humide; il y a moins de toux, l'expectoration est moins opaque, plus aérée. Les eaux ne sont pas prises pendant l'hiver, et, au 3 juillet 1860, M. N... se présente à notre observation ayant très-bien passé son hiver. Nous constatons un état général meilleur et plus d'embonpoint.

État local : matité légère dans le sommet droit, respiration faible, mais sans râle, à peine de la toux le matin, à peine de l'expectoration, gonflement de la luette, rougeur des amygdales, par suite d'un refroidissement en traversant la montagne. Le malade part du Mont-Dore le 24 juillet, fort, dispos et éprouvant un bien-être général; cependant on constate toujours quelque chose dans le poumon droit, mais la respiration n'est plus puérile à gauche et la dyspnée est nulle.

Obs. LXI. — *Tubercules pulmonaires et intestinaux, insuccès des eaux des Pyrénées, cas très-remarquables de guérison par deux années au Mont-Dore.* — M. P... est âgé de quarante-deux ans, d'une constitution très-nerveuse, affaiblie par les travaux de cabinet et par une double affection chronique de la poitrine et du tube intestinal : il tousse depuis sept ans et s'enrhume avec la plus grande facilité. En 1858, il se rend aux eaux de Cauterets et en revient plus malade qu'avant par suite d'une entérite chronique qui le réduisit à un état de maigreur extrême. Appelé plus tard à lui donner des soins, je constatai en mars 1859 : 1o sous la clavicule droite des cicatrices de cautères volants qui avaient été conseillés par un médecin de Paris; 2o du même côté matité, respiration tuboïde, râle sous-crépitant humide dans l'étendue de 4 centimètres de hauteur; même état dans la fosse sus-épineuse, où la voix retentit fortement. Dans la fosse sus-épineuse du côté gauche, petites bulles de râle sous-crépitant humide aux deux temps de la respiration, toux sèche dans la journée, suivie d'expectoration le matin, crachats parfois striés de sang, opaques, peu abondants; la toux et les crachats augmentent ou diminuent suivant l'état de phlogose intestinale; quand la fluxion est forte de ce côté, ils diminuent et réciproquement. Dès ce moment, je conseillai les eaux du Mont-Dore, autant toutefois que le permettrait l'état des voies intestinales. M. P... s'y rendit en juillet 1859, où il fut examiné par le docteur Noirmont, qui constata un état tuberculeux des plus graves, avec probablement extension des tubercules dans les ganglions mésentériques. Les eaux furent administrées avec beaucoup d'attention et avaient amené un résultat des plus favorables quand, au moment de partir, le malade fut pris de la cholérine qui régnait en ce moment. Après quinze jours de soins, le malade partit très-amaigri. Je le dirigeai à petites journées vers Arcachon, où il passa une douzaine de jours. La santé se refit, et M. P... reprit peu à peu un embonpoint inaccoutumé. L'hiver se passe sans accident; M. P... vaque à ses occupations et peut faire bonne réception à ses amis qui viennent le voir. Il retourne au Mont-Dore en juillet 1860. Les accidents locaux ont considérablement diminué; la respiration est bonne partout, excepté au sommet du poumon droit, où le bruit respiratoire est faible, et où par la toux on perçoit de légers bruits de craquement. Pendant cette seconde cure thermale, il se produit sans cause comme une légère hématurie indolente qui force d'interrompre plusieurs fois le traitement; mais au départ, qui eut lieu au commencement du mois d'août, la santé générale était bonne, la toux rare et sèche, l'expectoration nulle.

Depuis cette époque jusqu'à ce jour, 8 décembre, la santé de M. P... est excellente; il n'y a ni toux, ni expectoration, ni accidents intestinaux, et M. P... a pu se livrer au plaisir de la chasse. A l'auscultation on ne trouve qu'un peu de faiblesse dans le sommet si gravement compromis.

Obs. LXII. — *Caverne sans fièvre; amélioration* (Docteur Ducloz). — M. R..., cinquante-quatre ans, tempérament nerveux, disposition à s'enrhumer depuis les études de collége. Grippe au commencement du mois de décembre 1858, et depuis lors, toux sèche d'abord, puis suivie d'expectoration. D'après les conseils du docteur Ducloz, ce malade arrive au Mont-Dore le 8 juillet 1859 dans l'état suivant :

Matité très-prononcée au niveau et au-dessous de la clavicule droite dans une étendue de trois travers de doigt; bruit respiratoire tuboïde. Matité dans la fosse sus-épineuse correspondante très-prononcée avec bronchophonie et même pectoriloquie, râle de gargouillement. A gauche, respiration exagérée sans râle; toux fréquente, dyspnée, crachats opaques, abondants et adhérents, pas de fièvre, pas d'appétit, amaigrissement.

Le 25, l'état général est meilleur, la matité est la même, mais le gargouillement a disparu ; l'expectoration est diminuée et les crachats ne sont plus adhérents. Dans la fosse sus-épineuse, la respiration est caverneuse, mais sous la clavicule elle est faible et accompagnée de râle sous-crépitant avec un bruit de cuir neuf perçu par le malade lui-même.

Au mois de mai 1860, j'apprends que l'état de santé de M. R... est satisfaisant, que l'hiver s'est passé sans fièvre de rhume, mais qu'il y a toujours de la toux, surtout dans la matinée.

Obs. LXIII. — *Tubercules du sommet gauche, amélioration à la suite d'une seule saison.* (Docteur Bruny et Carapou.) — M. S..., quarante-cinq ans, négociant, tempérament sanguin, a couché pendant six ans dans un rez-de-chaussée humide ; toux depuis deux ans; deux hémoptysies en janvier et février 1859. Depuis cette époque, quintes de toux excessives.

Arrivée au Mont-Dore le 23 juillet 1859.

Matité dans toute l'omoplate gauche, râle sous-crépitant humide aux deux temps de la respiration et sous l'aisselle, bronchophonie, dyspnée; *je ne suis pas solide,* dit-il, *depuis longtemps du côté gauche.*

Le 10 août, l'état général était satisfaisant, moins de dyspnée, râles moins étendus dans le côté malade et moins de retentissement de la voix et de la toux. Pas de nouvelles de ce malade.

Obs. LXIV. — *Phthisie à la dernière période; amélioration successive par trois saisons; amélioration encore plus grande après une quatrième année.* (Docteurs Gensaul, Vidal et Turin.) — M. T..., trente-trois ans, lymphatique, tisseur autrefois, aujourd'hui à la tête d'une fabrique, malade depuis sept ans par suite de toux, d'oppression et d'expectoration. Visite au Mont-Dore en 1856 et 1857, d'après les conseils de MM. Gensaul et Vidal. Bons résultats de ces deux voyages. Hémoptysie en février 1858; retour au Mont-Dore d'après les conseils de M. le docteur Turin. Arrivée à ces thermes le 8 juillet 1858 dans l'état suivant :

Pâleur, amaigrissement, ongles incarnés, fièvre le soir, sueurs le matin et partielles, perte d'appétit ; oppression, toux fréquente, crachats épais, jaunâtres, râle sous-crépitant humide aux deux sommets en arrière; matité dans l'omoplate gauche, râle de gargouillement au niveau de la fosse sous-épineuse avec pectoriloquie. Dans tout le côté droit, la respiration paraît être exagérée, le bruit respiratoire est faible seulement sous la clavicule droite où l'on perçoit un bruit de râle sous-crépitant humide ; sous la clavicule gauche, matité avec résonnance de la voix et craquements humides.

Le traitement thermal ramène les forces, l'appétit et le sommeil, et diminue l'expectoration. Le malade est plus fort et trouve que les eaux lui font toujours beaucoup de bien. Il part sans que j'aie pu l'ausculter. Le 5 juillet 1859, retour au Mont-Dore.

Le malade a pris de l'embonpoint et de la fraîcheur depuis l'année dernière; il a bien passé la première moitié de l'hiver, mais n'a pu travailler pendant tout le mois de février par suite d'un crachement de sang qui, assez fort les deux premiers jours, s'est prolongé pendant tout le mois, mais faiblement. Depuis le milieu du mois de mars jusqu'à ce jour, 5 juillet 1859, il s'est bien porté, mais il a toujours toussé et expectoré, seulement le matin des crachats opaques et peu abondants. M. T... me donne l'avis de conseiller à mes malades qui se trouvent dans le même cas que lui de leur défendre de se livrer aux plaisirs de l'amour, parce qu'il a la certitude qu'il s'en trouve fort mal et qu'il en est devenu très-sobre.

Matité et gros râles humides dans les deux sommets en arrière, mais sans diminution de *son* notable. A droite et en avant la respiration est rude, tuboïde, avec craquements humides seulement pendant la toux ; oppression, sueurs sur le cou et la poitrine le matin ; grand appétit, surtout depuis le voyage de l'année dernière.

20 juillet. L'expectoration a diminué de plus de moitié, dit le malade, il y a beaucoup moins d'oppression : à droite, la respiration est douce et meilleure, mêlée de râle crépitant pris au sommet; à gauche, on ne trouve plus de matité ni en avant ni en arrière, mais l'oreille perçoit

du râle sous-crépitant humide dans toute la fosse sus et sous-épineuse;
on ne rencontre pas de bronchophonie et encore moins de pectoriloquie. Le pouls est à 60. Le malade est fort satisfait de cette quatrième
saison.

Obs. LXV. — *Cavernules au sommet gauche, amélioration par une première saison.* (docteur Lhomme.) — M. V..., agriculteur, trente-trois
ans, tempérament lymphatico-sanguin, malade depuis un an et atteint
d'enrouement depuis six mois, avec toux fréquente, expectoration
abondante, arrive au Mont-Dore le 3 juillet 1860, d'après les conseils
de M. le docteur Lhomme (de Bourges).

Ce malade raconte qu'il a eu deux hémoptysies, la dernière il y a
trois mois, et que depuis cette époque sa santé a toujours été en s'affaiblissant. Nous constatons :

Matité dans la fosse sus-épineuse, ralentissement de la voix, râle humide à grosses bulles. Même état du poumon en avant, mais moins
prononcé. Respiration exagérée dans le côté opposé; peu d'appétit,
peu de sommeil, bon état des voies digestives; pas de fièvre.

Le 29 juillet, les râles sont moins fréquents, il y a moins de toux, les
crachats presque aussi abondants mais plus aérés, l'état général est
meilleur, l'appétit et le sommeil satisfaisants.

Obs. LXVI. — *Cavernes au sommet droit sans fièvre, amaigrissement
extrême, effets nuls du traitement thermal.* — M. X..., âgé de soixante-
treize ans, d'un tempérament nerveux et lymphatique, a été soigné il
y a vingt ans par feu le professeur Chomel pour une pleurésie chronique avec épanchement du côté droit. Depuis cette époque, M. X...
n'a jamais été d'une bonne santé, il a souvent toussé pendant la saison
froide, et fut pris il y a cinq ans de plusieurs hémoptysies peu abondantes à la suite desquelles il se rendit passer tous les hivers à Nice.

Le 24 juillet 1858, il se rendit aux bains du Mont-Dore dans l'état
suivant :

Pâleur générale, amaigrissement extrême, inappétence, toux *grasse*
le matin, sèche dans la journée, pas de fièvre, pas de diarrhée ni constipation.

Matité sous la clavicule droite dans l'étendue de trois travers de
doigt, râle caverneux à petites et à grosses bulles dans toute l'étendue
de la matité, bronchophonie. Même état dans la fosse sus-épineuse où
la bronchophonie est remplacée par de la pectoriloquie; crachats opaques, grisâtres, et quelques-uns numulaires. Le traitement est suivi
exactement pendant vingt jours, et n'est suivi d'aucun effet notable
soit pour l'état local, soit pour l'état général.

Obs. LXVII. — *Plusieurs cavernes, sans fièvre, expectoration rouillée
abondante, diminution très-remarquable des principaux accidents.* —

M. Y..., cinquante-quatre ans, nerveux, taille élevée, imagination active.

Depuis vingt ans, M. Y... souffrait de maux de nerfs et d'hypocondrie, lorsqu'il y a quatre ans il contracta un rhume qui n'a pas cessé depuis, sans cependant jamais s'aliter, et pour lequel il fit, sans résultat, un voyage aux Eaux-Bonnes en 1857, et un autre au Mont-Dore en 1858. Il se promettait de revenir dans cette dernière station thermale où, disait-il, il avait éprouvé du soulagement; mais ses occupations l'en empêchèrent. Pendant l'année 1859, il y eut pendant les accès de toux de petites hémoptysies, et le 28 juin 1860 il se présente à notre examen dans l'état suivant : le teint est pâle, la figure très-amaigrie exprime à la fois la méditation et la tristesse; le pouls est fréquent le soir et s'accompagne de temps à autre de frissons; le matin il y a des sueurs thoraciques abondantes.

Le malade est surtout fatigué par la toux qui est plus forte le matin, et par la dyspnée chaque fois qu'il marche même sur un plan horizontal; les crachats sont abondants, numulaires, opaques, et plusieurs sont de la couleur d'une solution gommeuse chargée de kermès, matité dans la fosse sus-épineuse droite, s'étendant jusqu'à un travers de doigt au-dessous de l'épine de l'omoplate. Voix métallique, toux et bruit respiratoire amphorique, mêlé de râle, de gargouillement. Respiration faible dans le reste du poumon. Sous la clavicule droite, matité moins prononcée, mais respiration rude, prolongée, mêlée de râles sous-crépitants dans l'étendue de trois travers de doigt. Sous la clavicule gauche, même état. Respiration puérile dans le reste du poumon. Les extrémités digitales ne présentent qu'incomplétement l'incurvation hippocratique. Les voies digestives sont en bon état, il y a constipation ; les autres organes ne présentent rien à noter.

Au départ, qui eut lieu le 16 juillet, nous constatons moins de toux, moins d'expectoration, état général meilleur, mais peu de changement dans l'état local.

Au commencement du mois de novembre suivant, nous constatons que les cavernes se vident et que les produits d'expectoration qui, avant le départ pour le Mont-Dore, imbibaient une serviette le matin, sont réduits à quelques crachats seulement. Nous insistons pour un séjour à Nice pendant l'hiver, et le 3 janvier 1861 nous recevions d'excellentes nouvelles de M. Y...

OBS. LXVIII. — *Rhumatismes chroniques, catarrhe humide, puis tuberculeux; amélioration par une première saison, hémoptysie plus d'un an après la première saison.* (Docteur Lepetit.) — M. Z..., trente-trois ans, lymphatico-nerveux, cultivateur, rhumatisme articulaire à l'âge de douze ans; depuis cette époque, très-sujet aux douleurs et au catarrhe humide; arrivée au Mont-Dore le 30 juillet 1859, d'après les conseils de M. le docteur Lepetit.

Teint pâle, toux fréquente, humide le matin; cette toux date de plusieurs années, crachats spumeux, aérés, quelquefois opaques, jaunâtres, pas de fièvre, pas de dérangements intestinaux, mais rhumatismes musculaires, et quelquefois articulaires chroniques. Les poumons sont le siége de râles humides et sibilants dans différents points de la poitrine, mais sous la clavicule droite on constate de la matité avec expiration prolongée et bronchophonie. râle sous-crépitant dans l'étendue de deux ou trois travers de doigt, dyspnée. Dans la fosse sus-épineuse correspondante, matité avec craquements humides et respiration tuboïde.

Dès le quinzième jour du traitement, la toux et l'expectoration ont beaucoup diminué, ainsi que les douleurs de lombago dont se plaignait le malade à son arrivée.

M. Z... part le 21 août sans que j'aie pu examiner la poitrine. Le reste de l'année s'est bien passé; des circonstances particulières empêchent M. Z... de se rendre aux eaux l'année suivante 1860, et au mois de novembre, j'apprends que M. Z... est atteint d'une hémoptysie qui menace sa vie.

Obs. LXIX. — *Phthisie à la troisième période, constitution très-sanguine, aucune amélioration; mort.* — M. Z'..., boulanger, âgé de cinquante-neuf ans, d'un tempérament extrêmement sanguin et d'une forte constitution, contracte un rhume à la suite de chaud et froid, il y a quinze mois. Quels que soient les moyens mis en usage, la maladie a toujours continué à marcher, et c'est pour cela que d'après les avis des docteurs Clauzure et Montalembert, il se rend aux eaux du Mont-Dore le 11 août 1859. Nous constatons : amaigrissement considérable, toux excessive, expectoration abondante, rouillée parfois, crachats opaques, douleurs vagues dans la poitrine, sueur nocturne, fièvre continue, dégoût pour les aliments et insomnie. Quatre cautères ont été appliqués sous la clavicule droite, où existe une vaste excavation tuberculeuse s'étendant jusque dans la région supérieure du scapulum correspondant; le sommet du poumon gauche présente aussi les signes de la maladie au premier degré.

Sous l'influence du traitement thermal, il y eut d'abord une apparente amélioration sous le rapport de l'intensité de la toux et de la quantité de la matière expectorée, mais au dix-huitième jour le malade retourna chez lui sans aucune amélioration réelle. Mort à la fin d'octobre.

Obs. LXX. — *Phthisie à la troisième période avec fièvre, désorganisation du poumon, accidents graves, etc., arrêtée dans sa marche par une première, puis une seconde saison. Mort dix mois après la dernière saison par suite d'une pleuro-pneumonie aiguë.* — M. Z"..., vitrier, d'un tempérament lymphatique, originaire d'Auvergne, mais habitant le Poitou depuis dix ans, contracte en février 1858 une forte grippe qu'il négligea d'abord, mais par suite de laquelle il fut bientôt obligé de garder la chambre. Appelé au commencement du mois de mars, trois semaines environ après le début de la maladie, à lui donner des soins, je constatai des symptômes équivoques dans tout le sommet droit, tels que obscurité du son, respiration rude, prolongée, et craquements secs, et quelques-uns humides. La dyspnée, la toux et la fièvre continue avaient fait perdre l'appétit au malade, ainsi que le sommeil. Un traitement actif et très-bien suivi fut appliqué sans aucun succès soutenu. Ainsi il y eut un grand nombre de vésicatoires appliqués sur le thorax, et plus tard aux deux bras, les diverses préparations stibiées, antimoniées, digitalées, opiacées et belladonées furent successivement ou simultanément prescrites et employées, sans que rien pût faire cesser soit la toux, soit la fièvre. La toux surtout était le symptôme le plus fatigant pour le malade. L'opium sous toutes les formes, poudre de Dower, pilules cynoglosse, sirop de morphine, diacode ou de codéine, jusquiame, stramoine, laurier-cerise, tout fut inutile. On narcotisait le malade, mais la toux ne cédait en rien. La fièvre continuait toujours, le malade s'affaiblit de plus en plus, les crachats devinrent striés de sang, puis purulents, et tous les signes d'une caverne dans le sommet du poumon droit ne laissèrent plus aucun doute sur la marche galopante d'une phthisie aiguë.

Du 1er au 20 juin, le malade ne put se lever pour faire son lit qu'étant transporté dans un autre lit ; il témoigna le désir de retourner dans son pays, distant de 8 kilomètres des eaux du Mont-Dore, et de là se rendre à ces thermes dont il savait les propriétés, ou plutôt la renommée dont elles jouissent dans les maladies analogues à la sienne. Mais l'on ne pouvait songer à faire entreprendre un aussi long voyage à ce malade dans les conditions où il se trouvait. Quelle ne fut pas notre surprise cependant quand, dix-huit jours plus tard, nous vîmes arriver au Mont-Dore, Ferrand accompagné de sa femme. Ce moribond, épuisé par les fatigues du voyage, était pâle, décoloré, très-oppressé, et fut si malade pendant la nuit, qu'on fut obligé d'aller chercher le prêtre. Je constatai de nouveau une vaste caverne au sommet droit, et un commencement de râle humide avec matité sous la clavicule droite, respiration exagérée dans le reste des poumons, toux toujours très-fatigante comme par le passé, expectoration abondante numulaire grisâtre ou jaunâtre, pouls à 75, faible et dépressible. Tous les soirs à sept heures redoublement fébrile avec frissons par tout le corps, inappétence, insomnie, constipations, sueurs nocturnes abondantes.

Après vingt-quatre heures de repos, le frisson intense revenant tous les soirs vers sept heures, frisson pour lequel en vain avait été administré le sulfate de quinine, je fis transporter ce moribond dans les cuves à 43° centigrades à six heures du soir, c'est-à-dire une heure avant l'heure probable de l'arrivée du frisson. Je fis prendre un tiers de bain jusqu'un peu au-dessus des genoux pendant *quatre minutes et demie*, puis je fis retirer le malade vivement en le faisant envelopper dans du linge bien chaud. Deux tiers de verre d'eau minérale de la Magdelaine pure furent administrés en même temps, et le malade fut reconduit dans une chaise fermée dans un lit convenablement bassiné. Dès ce même soir, le frisson manqua complétement; alors à sept heures et demie je fis donner un verre de consommé au malade qui le prit avec plaisir. Ferrand s'endormit promptement, et ne se réveilla qu'à six heures et demie du matin pour tousser et expectorer, mais il n'avait plus de fièvre, et pour la première fois depuis le commencement de sa maladie, il avait passé une excellente nuit, et cela sans aucun opiacé.

Encouragé par ce premier succès, je fis prendre à six heures et demie du soir un second demi-bain, celui-là de six minutes, et jusqu'à la hauteur de l'ombilic, et j'augmentai la dose d'eau minérale d'un tiers de verre. Mêmes précautions, même résultat; sommeil toute la nuit. La quantité d'eau minérale fut augmentée chaque jour d'un quart de verre. Des pédiluves et les inhalations de vapeur furent successivement ajoutés au traitement, et le demi-bain prolongé de sept, huit, dix et douze minutes. La fièvre ne reparaît pas, les sueurs nocturnes sont diminuées, et cessent bientôt complétement, l'espérance renaît, l'appétit se développe d'une manière prodigieuse, et après vingt jours de traitement Ferrand, qui à son arrivée ne pouvait faire quelques pas sans être essoufflé et soutenu, non-seulement monte seul les marches de l'escalier qui conduit à sa chambre, mais il peut faire de petites promenades sur des plans plus ou moins ascendants et seul.

De la toux, de l'expectoration et de la dyspnée, tels sont les seuls symptômes qui résistent, mais le sommeil et l'appétit ne laissent rien à désirer; aussi le visage s'anime, les forces reviennent, et un embonpoint très-notable se manifeste aux yeux étonnés de toutes les personnes qui ont assisté à l'arrivée de Ferrand. Voici quel était l'état local: râle crépitant, abondant dans le sommet gauche, râle caverneux et pectoriloquie dans le sommet droit avec quelques bulles fines de râle crépitant et grosses bulles rares au centre de la caverne, respiration moelleuse un peu exagérée et puérile dans tout le reste de la poitrine.

Ce malade retourne en Poitou, où il reprend le cours de ses travaux de vitrier, en se faisant aider pour ne pas se fatiguer; il boit les eaux transportées et passe très-bien l'hiver sans contracter un nouveau rhume, bien qu'il tousse et crache toujours, mais moins qu'avant son voyage aux eaux.

Au commencement du printemps, exacerbation de la toux avec réapparition de la fièvre ; ces nouveaux accidents sont moins intenses que l'année précédente, et diminuent sous l'influence de quelques calmants aidés du repos et du régime. Cependant la caverne s'était agrandie, et de petites cavernules se creusaient dans le sommet gauche. Après un repos de sept à huit jours à la chambre, le malade continue à se promener et à vaquer à ses occupations jusqu'à la fin de juin 1859, époque à laquelle il revint au Mont-Dore sans être accompagné de sa femme. A cette époque, je le fis examiner par mon collègue et ami le docteur Noirmant qui, après l'avoir examiné hors de ma présence, m'annonça une énorme caverne à droite, et plusieurs petites cavernes à gauche. Comme la première fois, le traitement thermal produisit les meilleurs effets en calmant la toux, diminuant l'expectoration et la dyspnée, et en donnant du sommeil et un appétit soutenu. A la place du gargouillement il y avait comme un bruit amphorique sec entouré de râle crépitant humide. Le malade reprit encore des forces et une animation des traits peu en rapport avec les lésions pulmonaires ; il n'y avait plus, aucune espèce de fièvre.

Les eaux furent bues transportées dès le 2 novembre 1859, l'hiver se passe sans accidents nouveaux. Le malade tousse et crache, mais se promène tous les jours et mange avec bon appétit. Il se proposait, bien qu'il n'eût éprouvé aucun accident nouveau au printemps, de revenir passer une troisième année au Mont-Dore, lorsqu'à la fin de juin, ayant éprouvé un vif refroidissement, il fut pris brusquement d'une pleuro-pneumonie suraiguë du côté gauche, avec crachats rouillés, frissons intenses ; affection à laquelle il succomba le sixième jour Malheureusement l'autopsie n'a pu être pratiquée.

Réflexions sur les observations du groupe précédent.

Les observations LIX, LX, LXI, qui commencent cette série, sont trois privilégiés du Mont-Dore.

M. M..., qui appartient à M. le docteur Richard, expulse, après une première saison passée aux eaux, de petites concrétions crétacées ; nous ne voulons pas dire que les eaux aient produit cette pétrification, car c'est le seul exemple que nous possédions sur nos 61 malades, et tout le monde sait que cette transformation s'opère quelquefois en dehors de toute action hydrothermo-minérale.

Mais ce que nous constatons, c'est qu'après une seconde saison la santé de M. M... a éprouvé une telle transformation, que malade, médecin et amis en ont été les premiers surpris.

La même réflexion s'applique à l'observation LX, et surtout à l'observation LXI. Ce dernier, qui vient de faire sa seconde saison et chez lequel nous soupçonnons, avec le docteur Noirmant, une diathèse générale reflétant ses manifestations dans les deux principales cavités splanchniques.

La guérison cesse d'être apparente chez les observations LXII et LXIII, qui ne sont venus aux eaux qu'une seule fois et qui cependant ont éprouvé un changement favorable dans leur état. On lira avec intérêt l'observation LXIV, qui est celle d'un phthisique à la troisième période, mais sans fièvre, et qui reprend pendant chaque saison thermale un embonpoint très-notable.

Les observations LXV et LXVIII viennent de faire leur première saison ; il y a peu de changement dans leur état. Le malade de M. le docteur Hybore éprouve une hémoptysie légère pour avoir trop longtemps prolongé son séjour dans le vaporarium et peut-être aussi avoir trop bu d'eau dans la journée. Au départ il tousse, crache moins, et ses crachats sont glaireux.

Celui de M. le docteur Lhomme, M. V..., atteint de laryngite avec affaiblissement de la voix, ressent une amélioration pour le larynx et pour son état général. •

Résultat nul pour l'observation LXVI, qui meurt un an après des suites d'une opération de cataracte faite peut-être imprudemment par extraction chez un sujet très-faible et tuberculeux.

L'observation LXVII offre des tubercules doubles avec cavernes, mais sans fièvre continue ; il supporte bien le traitement et n'éprouve de changement favorable dans son état que quinze jours après, mais c'est le malade qui le dit et non le médecin ; ajoutons que M. Y... est un homme lettré et très-bon observateur.

N'oublions pas de noter que l'observation LXIX, constitution éminemment sanguine, client appartenant à M. le docteur

Clauzure, n'a ressenti aucune amélioration et qu'il a succombé à la fin d'octobre.

Enfin l'observation LXX est un de ces cas rares dans lequel un traitement thermal audacieux, j'allais dire téméraire, a produit sur ce moribond une apparence de guérison qui a duré vingt et un mois. Ce malade, en proie à la fièvre de consomption tuberculeuse avec destruction de parenchyme, renaît en quelque sorte sous l'influence du traitement thermal; puis il prend vingt et un mois après une pleuro-pneumonie suraiguë qui le tue en six jours! C'est de lui que le docteur Noirmant disait que les quatre cinquièmes du lobe supérieur du poumon droit étaient emportés, sans parler des cavernules creusées au sommet du poumon gauche. Il nous a fallu voir cet homme voué à une mort certaine et prochaine pour tenter un moyen extrême, et malgré ce succès nous ne craignons pas d'avouer que nous n'avons pas encore osé tenter la même épreuve.

PHTHISIE CONFIRMÉE ACQUISE (1)

Obs. LXXI. — *Cavernes et cavernules; fièvre; résultat thermal nul.* (Docteur Devergie.) — Madame A'... est âgée de quarante et un ans, bien réglée, mais peu chaque fois, surtout depuis deux ans, époque à laquelle elle contracta la grippe; depuis lors elle n'a pas cessé de tousser; un prurit vulvaire qu'elle avait depuis longtemps disparut en même temps que la toux se développait : cette dame travaille depuis quinze ans dans la parfumerie de Paris, elle est grande et pâle, grêle, très-amaigrie et d'un tempérament lymphatico-nerveux. Personne dans sa famille n'a été atteint de maladie de poitrine.

Depuis six mois la toux est excessive, nonobstant toute espèce de traitement; l'expectoration est opaque, abondante le matin, sans qu'elle soit jamais sanguinolente. L'oppression est grande, la voix voilée le soir, l'appétit et le sommeil sont troublés, le pouls est mou, accéléré le soir, avec ou sans horripilations, suivant que la malade s'expose à l'air extérieur ou qu'elle demeure au lit.

La fosse sus-épineuse droite résonne moins bien que la gauche et est le siége de râle sous-crépitant à bulles de moyen volume. En descendant plus bas, l'oreille perçoit, surtout pendant la toux, de nombreux

<hr>

(1) Femmes, quatorze observations; morte, une.

craquements humides qui semblent se passer vers le centre même du poumon. La bronchophonie a son summum d'intensité dans la fosse sus-épineuse. Sous la clavicule droite, le râle humide n'apparaît que pendant les efforts de toux, l'inspiration est rude, râpeuse, tuboïde; l'expiration prolongée sans bronchophonie et sans matité bien accentuée.

Du côté gauche de la poitrine la malade accuse des douleurs vives dans l'épaule et vers les côtes aux attaches du diaphragme; le bruit respiratoire, faible en haut, est renforcé dans les régions inférieures. Madame A'..., venue au Mont-Dore d'après les conseils de M. Devergie vers la fin du mois d'août, repartit après la saison sans avoir éprouvé aucune modification dans son état local et général. Il est juste d'ajouter qu'elle suivait une hygiène détestable et s'abstenait des plus simples précautions hygiéniques.

Obs. LXXII. — *Phthisie à la troisième période; fièvre le soir avec frissons; hémoptysies; amélioration passagère; morte sept mois après le départ des eaux.* (Docteur Levavasseur). — Madame E'..., âgée de trente-sept ans, mère de quatre enfants qu'elle a nourris, fut prise après de grandes fatigues physiques et morales de plusieurs hémoptysies qui portèrent grande atteinte à l'état de sa santé. A la suite d'une forte hémoptysie qui eut lieu au printemps de 1859, elle fut prise d'une toux incessante extrêmement fatigante que rien ne put calmer et qui, d'abord sèche, s'accompagna bientôt d'expectoration et de fièvre le soir avec sueurs nocturnes, insomnie, perte complète d'appétit. Lorsqu'elle arriva au Mont-Dore, le 2 août 1859, elle était dans l'état suivant:

Pâleur générale, amaigrissement, toux quinteuse extrêmement fatigante rebelle à tout traitement, frissons et fièvre tous les soirs, ayant été en vain attaqués par le quinquina; sueurs copieuses, expectoration le matin de crachats blancs, jaunâtres, opaques, peu abondants, menstruation diminuée des trois quarts avec période rapprochée, inappétence, constipation et insomnie à cause des accès de toux.

Matité dans toute la fosse sus-épineuse droite avec pectoriloquie, râle humide à grosses bulles, surtout pendant les efforts de toux; expiration prolongée et craquements humides sous la clavicule correspondante; bruit respiratoire exagéré dans tout le côté opposé.

Le traitement thermal fit bientôt cesser les frissons du soir et les sueurs; la toux semble diminuer un peu, mais il n'y eut que très-peu de râle crépitant de retour dans les environs de la caverne. Cependant madame E'... mangeait mieux et toussait moins, l'espérance renaissait au départ; mais de retour en Berri, les accidents reprirent leurs mêmes allures que par le passé, et la malade succomba aux progrès de la fièvre hectique le 8 février de l'année 1860.

Obs. LXXIII.—*Cavernes sans fièvre, hémoptysie; cessation des hémoptysies par le traitement; pas d'effet apparent sur l'état de la caverne.* (Docteur

Jadelot.) Madame la comtesse de I'..., âgée de soixante-sept ans, d'un tempérament lymphatico-sanguin, est depuis longtemps fort sujette à la toux et aux petites hémoptysies. Elle se rendit aux eaux du Mont-Dore le 30 juin 1859 d'après les conseils de M. le docteur Jadelot.

Nous constatons dans la fosse sus-épineuse droite et sous la clavicule correspondante, râle de gargouillement avec pectoriloquie, matité, épais crachats opaques, nummulaires, fréquemment teints de sang, Disposition aux hémorrhagies nasales. Madame de I'... est grande, maigre, l'œil perlé, les pommettes rosées, les doigts hippocratiques, mais sans fièvre, sans diarrhée et sans sueurs; elle tousse surtout le matin et expectore des matières opaques sous forme de petites masses. Elle nous fait observer qu'ayant pris les eaux du Mont-Dore transportées, elle s'en est toujours bien trouvée, seulement il faut qu'elle les boive à froid, car si elles sont chauffées au bain-marie, elles donnent lieu à l'hémoptysie.

Nonobstant cette observation, nous prescrivons les eaux bues à la source comme aux autres malades, et, chose remarquable, pendant tout le temps qu'a duré le traitement thermal, il n'y a pas eu une seule hémoptysie. Les seules modifications produites immédiatement furent le retour de l'appétit, la diminution de la toux et des crachats moins opaques et plus diffluents. Comme résultat consécutif, cessation des hémoptysies qui ne se sont pas reproduites pendant l'hiver de 1859 ni même pendant les mois de novembre et décembre 1860. Aucune modification apparente dans l'état de la caverne.

Obs. LXXIV. — *Phthisie à la troisième période. Amélioration légère sur place.* — Madame O'..., trente-huit ans, lymphatico-sanguine, quatre enfants, le dernier âgé de huit ans; accès d'asthme, et depuis avril dernier trois fluxions de poitrine.

Le 30 juillet 1860, matité dans l'étendue de quatre travers de doigt au-dessous de la clavicule droite, pectoriloquie, râle de gargouillement, et dans la fosse sus-épineuse râle humide surtout à l'inspiration, respiration tuboïde dans toute la fosse sus-épineuse. Toux fatigante, crachats épais, jaune verdâtre. Pas d'hémoptysie, sueur à la poitrine le soir. Ongles incarnés. Pas de menstruation depuis le mois de mai. Réapparition sous l'influence du traitement thermal. Langue blanche; pas d'appétit. Fièvre tous les soirs.

Au départ, qui eut lieu le 18 août, il y a moins de fièvre, plus d'appétit et moins d'expectoration. Le gargouillement est le même ainsi que la matité, mais la respiration se fait mieux autour de la caverne, et le râle de la fosse sus-épineuse est accompagné d'un râle plus fin. Cette dame était venue au Mont-Dore dès l'année précédente pour des accès d'asthme; elle avait éprouvé un soulagement manifeste lorsque, après avoir essuyé trois fluxions de poitrine, le poumon a été envahi par des tubercules qui se sont bientôt ramollis.

OBS. LXXV. — *Phthisie à la troisième période.* — Madame U'... Pas de changement par le traitement thermal, quarante-sept ans, tempérament nerveux, six enfants, le dernier il y a six ans. Depuis cette époque, tumeur du volume d'une grosse pomme dans le flanc droit, affection pour laquelle MM. Trousseau et Durand-Fardel ont été consultés. Toux depuis deux ans, menstruation irrégulière, diminuée depuis le commencement de la toux, crachats épais le matin et le soir, surtout après les repas; fièvre tous les soirs, précédée de frissons, peu de sueurs, amaigrissement; perte d'appétit, hémoptysies fréquentes. Matité dans les deux sommets du poumon, râle humide à grosses bulles; pectoriloquie à droite, bronchophonie à gauche. Le traitement fut suivi depuis le 8 juillet jusqu'au 25 juillet 1860, sans procurer d'autre amendement qu'un appétit meilleur.

OBS. LXXVI. — *Caverne bornée à un seul poumon. Amélioration.* (Docteur Guinard.) — Mademoiselle de A"... n'a que quinze ans et n'est pas réglée, brune et bien constituée en apparence; elle est pâle, lymphatique, bouffie, et tousse depuis dix-sept mois par suite d'un rhume contracté en pension, et qui a persisté jusqu'à ce jour malgré les efforts de l'art. Aucun parent n'a été atteint d'un rhume semblable. Il y a un frère et une sœur plus jeunes et bien portants.

Poumon droit, rien de particulier.

Le poumon gauche est le siége d'un gargouillement à grosses bulles beaucoup plus fort sous la clavicule et vers l'aisselle que dans la fosse sus-épineuse. La voix et la toux ne retentissent que faiblement, mais la matité est bien facile à constater eu égard à la maigreur des parties; elle comprend toute la moitié supérieure de l'omoplate et les deux côtes sous-jacentes à la clavicule. Néanmoins la toux n'est pas en rapport avec cet effroyable désordre, son maximum d'intensité a lieu le matin, elle cesse le jour pour reprendre le soir avec une petite fièvre lente souvent précédée de froid aux pieds. L'expectoration a lieu le matin et une ou deux fois au milieu de la nuit. La mère qui couche à côté de sa fille entend un râle qui l'effraye beaucoup. Les crachats sont plus opaques qu'aérés, tantôt verdâtres, tantôt grisâtres. Il y a dyspnée, l'appétit est presque nul, la langue blanche, le ventre serré, le sommeil meilleur. Voici ce qui se passe pendant vingt et un jours de traitement au Mont-Dore en juillet 1859. L'expectoration devient plus abondante, mais aussi plus facile pendant les premiers jours du traitement, le sommeil est plus agité, mais dès le dixième jour la toux et l'expectoration diminuent.

La partie postérieure du sommet gauche du poumon s'enveloppe d'un râle crépitant fin, et le gargouillement diminue avec la quantité

des crachats qui deviennent plus aérés et moins chargés en couleur;
la fièvre cesse, l'appétit renaît, mais faiblement encore, le teint se dé-
plombe et la dyspnée s'efface. A la place du gargouillement on
entend du râle humide rare, et une grande faiblesse dans le bruit
respiratoire.

Obs. LXXVII. — *Phthisie grave; cas remarquable des effets des eaux du
Mont-Dore.* (Docteur Guérineau.) — E"... est âgée de vingt-sept ans,
bien réglée, d'un tempérament sanguin et nerveux, brune avec pommettes rosées et affection chronique de l'utérus. Une toux presque
constamment sèche et qui dure depuis trois ans a nécessité deux
voyages successifs aux eaux des Pyrénées qui n'ont produit aucun
bon résultat aux deux fois différentes parce que le traitement a été
très-difficilement supporté; il a été impossible à la malade de pouvoir
prendre des bains. Le 11 juillet 1858, elle arriva au Mont-Dore d'après
les conseils de M. le docteur Guérineau. Son état était le suivant :

Amaigrissement, perte d'appétit, constipation, pouls petit, serré, un
peu fréquent, toux sèche, plus forte le matin, oppression, affaiblissement de la voix, palpitations nerveuses. Le sommet droit du poumon
est le siége de râles sous-crépitants et de craquements humides plus
prononcés en arrière et sous l'aisselle qu'en avant; de la matité et de
la bronchophonie sont constatées seulement dans la fosse sus-épineuse.
Dans le sommet gauche, la respiration n'est pas moelleuse comme
dans le reste de l'organe, le bruit d'expiration y est plus prolongé et la
respiration est tuboïde.

Dès le troisième jour du traitement, expectoration de quelques petites
cuillerées de sang vif; après deux jours de repos il est repris sans
interruption. La malade qui avait une si grande frayeur des bains, les
supporte bien pendant 15 à 20 minutes les premiers jours et plus tard
davantage.

Elle quitte les eaux après la saison, mangeant mieux, ayant la voix
moins cassée et moins de toux. La fosse sus-épineuse droite est le
siége d'un râle crépitant fin qui marque le râle humide primitif; la
toux est toujours sèche.

Les eaux sont bues transportées au commencement de novembre et
l'hiver se passe complétement sans accident et même sans toux durant
des semaines entières. J'eus l'occasion de revoir cette malade à la fin
de février. On entendait, au sommet droit du poumon et en arrière
seulement, des craquements humides avec respiration râpeuse tuboïde
sans matité prononcée; la voix était revenue et la malade avait repris
son agilité ordinaire.

Elle revint au Mont-Dore en 1859, le 19 juillet, dans le même état
que nous l'avions laissée cet hiver. Quelques jours avant son arrivée
dans nos montagnes elle avait contracté un rhume; elle prit du froid en

descendant de voiture à une heure très-avancée de la nuit, eut beaucoup de peine à trouver un logement par suite de l'encombrement des malades qui existait à cette époque et perdit sur-le-champ la voix. Il n'y eut pas d'hémoptysie comme l'année précédente, mais quelques accès de fièvre par suite de l'exacerbation de la toux et de la fatigue du voyage.

Après quelques jours de repos, le traitement fut commencé et suivi comme l'année précédente. La voix ne revint qu'au treizième ou quatorzième jour et la toux diminua beaucoup ; le sommet droit était encore le siége dé râle, de craquement humide comme à l'arrivée.

Obs. LXXVIII. — *Phthisie à la seconde période ; amélioration.* (Docteur Texier.) — Madame I"..., âgée de trente-trois ans, brune, lymphatique, a eu six enfants et une fausse couche. Depuis deux ans elle tousse et crache et souffre du larynx. L'hiver dernier, elle perdait et recouvrait alternativement la voix ; elle but les eaux du Mont-Dore transportées et s'en trouva si bien qu'elle vint aux sources mêmes au commencement de juillet 1858.

La malade n'est pas amaigrie, il y a de l'appétit et les fonctions se font bien ; seulement la voix est faible et se voile le soir ; il y a une sensation de chaleur et de picotement au larynx. Chaque matin, toux et expectoration de mucosités jaunâtres plus ou moins opaques et aérées ; ces accidents sont moindres dans le jour et augmentent après le repas du soir. Il n'y a pas de fièvre. Tout le sommet du poumon droit est mat plus en arrière qu'en avant et le siége de râle de gargouillement avec pectoriloquie et râle sous-crépitant sous le creux de l'aisselle, respiration puérile dans le reste de l'organe.

L'expectoration augmente et est plus facile pendant la première semaine de traitement ; elle diminue de plus en plus, et la voix reprend son timbre presque normal. Le râle de gargouillement est remplacé par du râle sous-crépitant humide, et la matité ne paraît pas avoir diminué.

La malade boit les eaux transportées au mois de novembre et passe l'hiver sans accidents nouveaux.

Obs. LXXIX. — *Phthisie au second degré ; amélioration.* (Docteurs Cousso et de la Marsonnière.) — Madame O"..., âgée de quarante-neuf ans, brune et d'un tempérament lymphatico-sanguin nerveux, porte une cicatrice sur la partie latérale droite du cou provenant probablement d'un abcès ganglionnaire. Elle a eu onze enfants, dont trois fausses couches ; la dernière grossesse il y a six ans. Elle n'est plus réglée depuis trois ans et a nourri six de ses enfants. Sa santé a toujours été bonne, quoique faible, et ce n'est que depuis le mois de février 1859 qu'elle a contracté un rhume qui dure encore, malgré tout ce qu'on a pu faire. Cette maladie est survenue à la suite d'un violent chagrin qui a succédé à la perte d'une de ses filles.

Il y a toux fréquente, expectoration de matière granuleuse le matin et sans beaucoup d'efforts, dyspnée pendant la marche, sueurs générales sans fièvre bien prononcée.

Tiers moyen des deux clavicules, absence de matité.

Sous la clavicule droite il n'y a pas de bronchophonie, mais la respiration est tuboïde, c'est-à-dire que le bruit vésiculaire est remplacé par une respiration rude et prolongée avec quelques bulles humides à l'inspiration. Dans la fosse sus-épineuse, du même côté, le son est évidemment moins clair qu'à gauche; là seulement la voix et la toux retentissent, et les deux temps de la respiration sont marqués par du râle sous-crépitant à bulles volumineuses. La respiration s'entend bien partout ailleurs. Arrivée au Mont-Dore au commencement de juillet 1859, madame O"... repartit le 30 du même mois, ayant très-peu d'expectoration, moins de toux, moins de dyspnée, plus d'appétit. Le sommet droit du poumon est le siége de râle sous-crépitant fin, et il n'y a plus de bronchophonie. En novembre 1860, la santé de madame O"... était satisfaisante.

Obs. LXXX. — *Phthisie grave; amélioration.* (Docteur Vigeral.) — Madame U"..., trente-six ans, lymphatico - sanguine, deux enfants, bien réglée autrefois, malade depuis deux ans environ, dix hémoptysies, la dernière au mois de mai 1859. Amaigrissement, faiblesse générale, menstruation irrégulière, tantôt plus, tantôt moins, dyspnée surtout par la marche Arrivée au Mont-Dore le 9 juillet 1859. Matité dans la fosse sus-épineuse, râles de craquement humides très-marqués à l'inspiration; même état sous la clavicule droite, retentissement de la voix et de la toux. Plusieurs cautères ont été appliqués dans cette région. A gauche la respiration se fait assez bien, elle paraît puérile. Toux fréquente le matin et le soir, crachats glaireux après chaque repas, opaques et granuleux dans l'intervalle, surtout le matin.

Le 24 juillet, la toux est moins fréquente, le teint meilleur, l'expectoration moins abondante, les urines déposent beaucoup. Il n'y a plus de râle sous la clavicule droite et très-peu dans la fosse sus-épineuse, mais la respiration y est encore râpeuse sans bronchophonie.

Obs. LXXXI. — *Phthisie chronique, hémoptysies nombreuses; amélioration par les eaux du Mont-Dore.* (Docteurs Turin et Vidal.) — Madame A"'.., cinquante-neuf ans, tempérament sanguin, forte constitution, réglée jusqu'à cinquante-cinq ans. Depuis dix ans, disposition à la toux et aux douleurs rhumatismales, par suite de l'habitation dans un lieu humide et du travail sédentaire dans une fabrique de soieries.

En 1856, et surtout pendant l'hiver de 1857, rhume beaucoup plus opiniâtre que les années précédentes, mais sans hémoptysies, ce qui décide M. le docteur Turin à envoyer cette malade au Mont-Dore. Elle y prit les eaux en juillet 1858 et s'en trouva si bien qu'elle y revint en juillet 1859, époque où je vis la malade pour la première fois, et constatai l'état suivant :

Amaigrissement, oppression, pouls à 80, un peu mou, peu d'appétit, constipation; prolapsus utérin nécessitant l'usage d'un pessaire; il y avait autrefois des flueurs blanches, mais elles ont disparu depuis le traitement thermal de l'année précédente.

Son mat dans l'étendue de deux travers de doigt au-dessous de la clavicule droite, râle sous-crépitant gros aux deux temps de la respiration, mais sans souffle ni bronchophonie.

Sous la clavicule gauche pas de matité, mais râle humide avec craquement, bruit respiratoire faible dans tout le reste de la poitrine en avant.

En arrière et à droite, bruit respiratoire faible dans la région sus et sous-épineuse, avec râle humide s'étendant au sommet de l'aisselle. Dans la fosse sus-épineuse gauche on trouve matité, et là seulement une bronchophonie très-accentuée avec des craquements et du râle sous-crépitant, surtout pendant les efforts de toux.

Les lobes postéro-inférieurs n'offrent aucun râle, mais le murmure respiratoire est comme exagéré. De temps à autre il y a des douleurs de poitrine, faiblesse de jambes avec œdème le soir, sueurs générales, surtout le matin, mais pas excessives, toux et expectoration de matière granuleuse opaque; la toux et surtout les crachats cessent dans le reste du jour. Aggravation de tous les accidents par le plus léger refroidissement; doigts incarnés, hippocratiques.

La malade déclare qu'elle a eu trois enfants qu'elle n'a pas nourris et qui se portent assez bien; elle a très-bien passé l'hiver depuis son voyage de l'année dernière aux eaux du Mont-Dore. A son départ en juillet 1859, nous constatons qu'il n'y a plus de dyspnée, que la respiration du côté droit est libre, moelleuse, un peu humide dans les parties supérieures.

A gauche en avant, il y a un peu de râle crépitant et davantage en arrière dans la fosse sus-épineuse, mais sans bronchophonie, et le râle est relativement très-fin.

Obs. LXXXII. — *Phthisie pulmonaire à la dernière période; bons effets de deux saisons au Mont-Dore.* — Madame E'''..., quarante et un ans, tempérament lymphatico-nerveux, irrégularité dans les règles depuis un an, toux depuis quatre ans, qui a été toujours en augmentant et qu'aucun remède n'a pu calmer.

Matité sous les deux clavicules, plus étendue à gauche, où elle comprend deux travers de doigt; gargouillement et pectoriloquie dans ce dernier côté, mêmes symptômes dans la fosse sus-épineuse, où la matité

est au plus haut degré. A droite sous la clavicule il n'y a pas de résonnance marquée de la voix; mais du râle sous-crépitant humide à petites
bulles. Dans la région de l'omoplate la respiration est faible, accompagnée de rhuncus sibilant et sous-crépitant; fréquentes douleurs dans
le dos et sur les parois de la poitrine, dyspnée, toux très-forte, expectoration abondante, puriforme et parfois striée de sang ; fièvre le soir,
sueurs partielles le matin, constipation alternant avec la diarrhée, doigts
hippocratiques.

Les eaux ramènent de la diarrhée d'abord, puis la tolérance s'établit,
et à la fin de la saison on ne constate d'autre changement dans la situation qu'un peu plus d'appétit, moins d'expectoration et moins d'opacité
dans les crachats. Des furoncles surviennent sous les aisselles. Tout cela
se passait en 1858. L'hiver se passe très-bien, et cette dame revint aux
eaux du Mont-Dore en juillet 1859, bien mieux portante que l'année précédente. Des circonstances indépendantes de ma volonté m'ont empêché d'explorer la poitrine.

Obs. LXXXIII.—Madame I''' (Voy. observation 11 de notre mémoire:
Des maladies de l'appareil respiratoire devant les eaux du Mont-Dore.
Paris, 1859.)

Non-seulement cette malade vit encore, mais elle a toutes les apparences d'une bonne santé.

Obs. LXXXIV.—*Phthisie à la troisième période, vaste caverne, cicatrisation par deux saisons, observation très-remarquable. (Docteur Duclos). —*
Mademoiselle O'''.., âgée de dix-sept ans, d'un tempérament lymphatico-sanguin, avec cheveux d'un blond châtain, réglée à l'âge de seize
ans, contracte un rhume en Normandie à la fin du mois de février
1859. Des soins de toute espèce et les médications les plus diverses ne
purent mettre fin à la toux. M. le docteur Ducloz, appelé en consultation, conseille les eaux du Mont-Dore; la malade y arrive le 3 août 1869,
dans l'état suivant :

Amaigrissement général, pâleur, fièvre continue avec redoublement
le soir, forte dyspnée, impossibilité de marcher sans appui; toux fatigante, humide et fréquente, expectoration jaune, opaque, nummulaire
et abondante, pas d'appétit, constipation, menstruation rare et remplacée par des flueurs blanches.

Matité dans toute la région de l'omoplate gauche, avec résonnance de
la voix et de la toux, mais pectoriloquie dans toute la fosse sus-épineuse
avec gargouillement.

Sous la clavicule du même côté, la matité est moins prononcée, mais
la respiration est rude, râpeuse, saccadée avec bronchophonie et râle
sous-crépitant humide. La partie inférieure du poumon est en bon état
et dégagée de toute espèce de râle. Tout le poumon droit paraît être en
bon état, si ce n'est que la respiration est exagérée.

Le traitement thermal est commencé avec la plus grande prudence et est bien supporté. Dès le 22 août on constate un état général meilleur. Les crachats sont plus rares, moins opaques, diffluents et aérés, l'appétit et l'espérance renaissent. La matité est toujours la même dans les parties signalées plus haut, et le gargouillement est marqué par une grande abondance de râle sous-crépitant fin, humide. La fièvre et les sueurs nocturnes sont moindres. La malade quitte le Mont-Dore, accompagnée de sa mère très-satisfaite de cette première saison.

Grâce à toute espèce de précautions hygiéniques, l'hiver se passe sans accidents, ainsi que le printemps, et la malade nous revint le 20 juillet 1860 dans un état de santé méconnaissable. En effet, il y a plus de force et d'embonpoint, peu de toux, si ce n'est le matin, avec expectoration granuleuse, opaque, mais en petite quantité.

Dans les fosses sus-épineuse et sous-épineuse du côté gauche, il y a *très-peu* de matité, mais grande faiblesse dans les bruits respiratoires, avec un peu de râle sous-crépitant humide, peu ou point de bronchophonie, sans gargouillement ni pectoriloquie.

En avant sous la clavicule il n'y a plus de matité, et la respiration est plus pure, quoique plus faible que du côté opposé. Le traitement thermal est suivi dans toute sa rigueur ; les règles, qui étaient affaiblies, redeviennent très-abondantes et d'une couleur convenable, les traits du visage s'animent, l'embonpoint augmente, toutes les fonctions s'exécutent bien, et chaque personne qui aborde la mère de mademoiselle O'''... s'écrie : « Ce n'est toujours pas pour mademoiselle votre fille que vous venez aux eaux ! »

En effet, lorsque ces dames quittèrent le Mont-Dore le 22 août 1860, la respiration était pure, moelleuse, aréolaire partout, excepté au sommet du poumon gauche en arrière, dans l'étendue de trois travers de doigt où elle est faible, sans murmure, mais sans expiration prolongée, avec un peu de bruit, de craquement humide pendant et immédiatement après la toux, très-faible retentissement phonique et légère diminution de son à la percussion pratiquée avec soin. Il n'y a de dyspnée qu'en marchant un peu vite. Mademoiselle O'''...s'est rendue passer l'hiver dans le Midi, et à la fin de décembre 1860, sa santé ne laissait rien à désirer.

Réflexions sur les observations de ce dernier groupe.

L'observation LXXI, madame A'..., examinée une fois par M. le docteur Devergie, n'a rien obtenu du traitement thermal. La toux, extrêmement fatigante, a été réfractaire à toutes les pratiques du traitement thermal : l'expectoration avait seulement un peu diminué au départ ; j'ignore ce qu'est devenue cette malade, je ne serais pas surpris qu'elle ait succombé.

Quant à madame E'... (obs. LXXII), appartenant au docteur Levavasseur, après avoir éprouvé un notable amendement dans les symptômes fébriles, elle a fini par mourir au mois de février 1859 sans passer par la pneumonie.

Madame la comtesse de I'... (obs. LXXIII) est un exemple remarquable de l'action exercée par l'eau thermale sur l'hémoptysie. Ainsi toutes les fois que madame de I'... boit les eaux transportées et chauffées au bain-marie, comme on le pratique habituellement, elle est prise d'une hémoptysie. Au contraire, en les prenant froides, elle n'a pas à craindre cet accident, et chose plus remarquable encore, bues à la source même, l'hémoptysie n'a pas lieu. Quelle peut être la raison de ce phénomène? Je l'ignore, la température du bain-marie n'était portée qu'à 45°. L'action consécutive du traitement sur l'état de la caverne a été nul : ce fait a du reste été confirmé par M. le docteur Jadelot; quant à moi, je l'ai noté en mai 1860, les hémoptysies seulement ont cessé depuis la saison de l'année dernière.

L'observation LXXIV suit régulièrement une première saison en 1859, ce qui ne l'empêche pas d'éprouver pendant l'hiver trois fluxions de poitrine successives, les effets consécutifs du traitement thermal ayant été à peu près nuls.

Madame O'... revient au Mont-Dore en 1860, sur les conseils de son habile docteur M. Lagandré; cette dame était encore convalescente de sa dernière fluxion de poitrine. Les phénomènes ordinaires des eaux se sont produits dans l'état local; la fièvre qui existait tous les jours a diminué, l'appétit est revenu, mais nous craignons beaucoup pour l'hiver.

L'observation LXXV n'a suivi cette année qu'une courte saison, sans éprouver aucun changement ; une grave complication existant du côté du ventre, et pour laquelle MM. Trousseau et Durand-Fardel ont été consultés, a empêché d'appliquer le traitement dans toute sa rigueur.

L'observation LXXVI, appartenant au docteur Guignard, a éprouvé l'année dernière une grande amélioration; les eaux ont été bues à l'entrée de l'hiver, mais nous sommes sans . nouvelles depuis cette époque.

Quant aux observations LXXVII, LXXVIII, LXXIX, ce sont trois beaux résultats de thérapeutique thermale.

Mademoiselle E"... est envoyée en 1857 aux eaux des Pyrénées, suivant le conseil du docteur Guérineau; les eaux furent très-mal supportées, et aussitôt qu'on voulait donner, soit un bain, soit un demi-bain, à l'instant même la voix se perdait, l'oppression et le malaise forçaient bientôt la malade de sortir de la baignoire. En juillet 1858, mademoiselle E"... arrive au Mont-Dore dans un grand état de faiblesse et d'irritabilité; le traitement est commencé avec les plus grandes précautions, il est très-bien supporté et produit de très-bons effets qui se continuent tout l'hiver. Mademoiselle E"... revient en 1859, et retire les mêmes bons effets que la première fois; cependant elle n'est pas guérie, mais la toux et l'expectoration sont presque nulles.

Madame I"... (obs. LXXVIII) comme madame O"... (obs. LXXIX) éprouvent une amélioration après une seule saison, qui ne s'est pas démentie à l'heure où nous écrivons.

Les observations LXXX, LXXXI ne sont venues qu'une année au Mont-Dore; il y a eu amendement sur place très-notable dans les symptômes locaux et généraux.

Quant à l'observation LXXXII, que nous avons revue deux fois en 1858, 1869, l'état général de la santé avait continué à s'améliorer, surtout eu égard à la santé générale.

Madame I"..., qui vient aux eaux pour la cinquième fois, n'est autre que le sujet de l'observation 11 de notre premier mémoire. (*Les maladies de l'appareil respiratoire devant les eaux du Mont-Dore*. Paris, 1859.) Ce fait prouve les bons et remarquables effets de la cure thermale poursuivie pendant cinq ans dans une maladie primitivement jugée absolument incurable par les principaux médecins de son pays. Il y a toujours de la toux, de l'expectoration nummulaire, mais le poumon gauche, autrefois si gravement compromis, est aujourd'hui en voie de réparation.

L'observation la plus remarquable de tout ce travail est sans contredit la dernière (obs. LXXXIV); nous ne pouvons mieux faire que d'y renvoyer le lecteur.

Après avoir exposé un à un les faits qui composent ce mémoire, et dans lesquels certaines omissions et bien des imperfections ont certainement dû se glisser, il est temps de rompre avec cette monotonie et d'embrasser ce grave sujet dans un coup d'œil d'ensemble afin d'arriver à des déductions rigoureuses et pratiques.

Or pour quiconque se livre avec quelque attention à l'examen de la poitrine des malades qui sont soumis aux diverses pratiques du traitement thermal au Mont-Dore, un phénomène important, capital, se produit, c'est l'apparition du râle crépitant de retour.

Que les organes soient engorgés idiopathiquement ou symptomatiquement, que la phlogose séjourne dans une partie ou dans la totalité d'un lobe, c'est ordinairement du septième au quatorzième jour de la cure que ce bruit apparaît. Dans quelques cas, c'est tout à fait à la fin du traitement, et l'on n'est pas peu surpris de voir un malade arriver sans râle dans la poitrine et repartir en apparence plus malade qu'il n'était. Ce râle prend en effet la place du souffle et de ce que nous appelons la respiration tuboïde, et si nous lui donnons l'épithète de retour, c'est parce que, comme dans la pneumonie aiguë, sa présence coïncide avec une diminution très-notable dans la dyspnée et un changement dans la nature des crachats qui deviennent moins opaques, plus aérés, plus muqueux, et quand on pose au malade cette question : « Comment vous trouvez-vous? » il répond : « Je me trouve mieux, j'ai moins de gêne dans la poitrine, j'étouffe moins en marchant. » Il est plus rare autour des grandes cavernes que des petites et plus abondant autour des groupes tuberculeux qui, de la première, passent à la seconde période.

La pneumonie chronique idiopathique, si rare dans la pratique privée et relativement très-fréquente ici à cause du grand nombre de maladies de poitrine qu'on y observe, offre d'une manière presque constante le retour de ce râle crépitant fin si agréable à entendre pour le médecin attaché à ses malades. Cette année encore, dans un cas de ce genre, nous avons pu, huit jours à l'avance, prédire son apparition à deux de nos très-honorables confrères, les docteurs Archambaut (de Paris) et Aubanel (de Marseille), sur un jeune sujet qui, à son arrivée ici, ne *toussait* pas depuis *deux mois* et n'avait pas le plus petit bruit de râle dans l'appareil respiratoire tout entier, mais qui offrait les symptômes d'une pneumonie chronique incomplétement guérie; l'un d'eux fut le premier à nous avertir de cet heureux retour qui s'est manifesté le douzième jour de la cure pour disparaître presque complétement au vingt et unième jour.

Ce résultat est certainement l'un des effets exercés par la pénétration de l'eau thermo-minérale dans la trame intime des organes, bains, pédiluves, eaux en boisson, et plus spécialement encore par suite du séjour des malades dans le vaporarium tous les jours pendant un temps plus ou moins long ou dans la salle des inhalations de l'eau pulvérisée. Nous l'avons déjà dit, et chacun comprend aisément que c'est toujours d'un bon augure lorsque ce bruit de crépitation moelleuse se montre au milieu ou à la fin du traitement. Nous avons déjà plusieurs fois parlé de respiration tuboïde, il est temps que nous nous expliquions sur le sens que nous attachons à cette expression.

Toutes les fois que le bruit respiratoire a perdu son caractère aréolaire ou vésiculaire, il peut manquer complétement comme dans les grandes collections séreuses ou purulentes de la plèvre ou bien être affaibli tout en conservant la forme vésiculaire. Y a-t-il hyperémie lobulaire avec ou sans la présence de corps étrangers, le bruit aréolaire, ce bruit simple, moelleux et doux qui indique que toutes les cellules s'ouvrent et se déploient sous l'oreille, manque ou plutôt est remplacé, par ce que nous appelons un bruit respiratoire râpeux ou tubaire. Or, nous trouvons que le mot râpeux exprime mal le phénomène, et l'expression tubaire, si bien appliquée pour exprimer l'hépatisation du poumon, est ici beaucoup trop forte. Le bruit respiratoire, dans les cas dont nous parlons, n'a pas l'âpreté de la râpe ni l'intensité du souffle tubaire; c'est un état intermédiaire entre le véritable souffle bronchique et le murmure vésiculaire. Ainsi, la respiration tuboïde accompagne presque toujours le bruit d'expiration prolongée et a son lieu d'élection le plus souvent aux sommets des poumons : il exprime la non-perméabilité incomplète des vésicules pulmonaires, l'état hyperémique d'un ou de plusieurs lobules sans granulations ou avec la présence de granulations à l'état rudimentaire. Que la congestion augmente, que les granulations se développent, et la respiration tuboïde est entrecoupée, saccadée, et bientôt remplacée par le véritable souffle tubaire.

Revenant à notre sujet, la résolution des engorgements péricaverneux ou pérituberculeux est donc un fait incontestablement établi, et qui justifie déjà les assertions de de Brieude. Ce savant et profond observateur écrivait en effet, en 1787, ces phrases remarquables : « Les phthisies pulmonaires ont fait de tous les temps la célébrité des eaux du Mont-Dore ; on n'a jamais recours à un remède qui ne guérit point (1). »

De la réduction d'un engorgement il y a loin sans doute à la réduction d'un ou de plusieurs tubercules ; mais si l'on se rappelle les actions multiples, diverses et insaisissables exercées par le traitement thermal sur l'ensemble de l'économie animale, et dont la résultante est une plus grande somme de vitalité, de nutrition et d'absorption, l'on conçoit aisément qu'en maintenant dans de sages limites ce grand mouvement réactionnaire, il puisse s'opérer dans la trame intime des tissus morbides les changements les plus prompts comme les

____

(1) De Brieude, *Observations sur les eaux thermales de Bourbon-l'Archambault, de Vichy et du Mont Dore,* 1787.

plus inattendus. Tous nos malades, à part de très-rares exceptions, ont été baignés dans l'eau thermale pure avec des degrés
de thermalité en rapport avec l'état des malades, et ce n'est assurément pas le fait le moins étrange de la médication du Mont-
Dore que celui de voir des malades toussant, crachant, étouffant,
fébricitants même et tuberculeux à toutes les périodes, prendre
une série non interrompue de bains, de demi-bains, de quarts
de bains depuis quelques minutes jusqu'à quarante minutes.
Faut-il alors s'étonner si la peau, dont toutes les fonctions
étaient, sinon abolies, du moins languissantes depuis plusieurs
mois ou plusieurs années, se réveille, se surexcite en se dé-
pouillant pour ainsi dire des langes terreux dont elle se re-
couvre dans toutes les maladies chroniques ? Il n'est pas besoin d'insister sur les effets consécutifs de ce mouvement
fluxionnaire porté à la périphérie du corps et qui constitue à
lui seul toute une action thérapeutique. Ce travail, déjà fort
long, ne nous permet pas de nous étendre davantage sur les
modifications exercées sur chaque fonction en particulier par
l'eau minérale, et spécialement sur la membrane muqueuse
pulmonaire et laryngo-trachéale, aussi bien que sur le parenchyme vésiculaire. Quelles que soient les idées qu'on se forme
sur cette action thérapeutique, les faits que nous avons rassemblés ici sont assez nombreux et assez explicites pour laisser bien peu de doute dans l'esprit du lecteur. Qu'on jette les
yeux sur les observations XXIV, XXV, XXXIII, XXXIV,
XXXV, XXXVI, XXXVII, XLII et XLV, et l'on ne tardera pas
à se convaincre que les signes caractéristiques de l'état tuberculeux des poumons sont au moins en grande partie dissi-
pés, et que les tubercules eux-mêmes sont devenus autant de
lettres mortes. Mais ce n'est pas seulement dans la maladie au
premier et au second degré que ces effets ont été observés. Les
observations XLVI, XLVII, XLIX, LIV, LV, LIX, LX et surtout LXI attestent suffisamment des résultats inespérés et presque merveilleux. N'y aurait-il pas dans tout ce travail que les
deux observations LXX et LXXXIV et qui appartiennent à la
troisième période de la phthisie tuberculeuse, qu'à moins de

fermer les yeux à l'évidence en niant l'observation clinique elle-même, qu'il est, dis-je, impossible de ne pas reconna itr la salutaire influence exercée par la thérapeutique thermale du Mont-Dore dans des cas véritablement désespérés.

Sur les 61 cas de phthisie rassemblés ici, nous comptons 7 morts, savoir : quatre hommes et trois femmes, et si l'on veut déduire le n° 66, qui est mort non de la phthisie, mais des suites d'une opération de cataracte malheureuse, il ne reste plus que six morts qui soient parvenus à notre connaissance. De l'ensemble de ces faits nous croyons pouvoir conclure :

1° Que la phthisie pulmonaire tuberculeuse n'est pas incurable ;

2° Que les états morbides nombreux qui accompagnent cette maladie sont non-seulement avantageusement modifiés par les eaux thermales du Mont-Dore, mais que la maladie elle-même subit un temps d'arrêt manifeste quand elle ne guérit pas ;

3° Que les résultats susénoncés sont d'autant plus faciles à obtenir que le malade est sans fièvre et la maladie à la première ou à la seconde période ;

4° Que, contrairement à l'opinion généralement admise, on rencontre au Mont-Dore un certain groupe de malades arrivés à la dernière période de la phthisie et qui éprouvent les effets les plus remarquables d'une ou plusieurs cures faites à ces thermes, lorsque les conditions d'âge, d'éréthisme, d'état fébrile, et surtout l'étendue des lésions anatomiques n'opposent pas d'invincibles obstacles ;

5° Que, à l'inverse des eaux sulfureuses qui sont hémoptoïques, celles-ci arrêtent sinon les crachements de sang, du moins ne les provoquent jamais, et elles les préviennent pendant un temps plus ou moins déterminé et quelquefois pour toujours.

PHTHISIE AU PREMIER DEGRÉ (DOUTEUSE)

	HÉRÉDITAIRE			ACQUISE	
Hommes	Femmes		Hommes	Femmes	
No 29. Obs. *b.*	No 24. Obs. *a.*		No 33. Obs. *g.*	No 42. Obs. *aa.*	
No 30. — *c.*	No 25. — *e.*		No 34. — *h.*	No 43. — *ee.*	
No 31. — *d.*	No 26. — *i.*		No 35. — *k.*	No 44. — *ii.*	
No 32. — *f.*	No 27. — *o.*		No 36. — *l.*	No 45. — *oo.*	
	No 28. — *u.*		No 37. — *m*		
Total 4.			No 38. — *n.*	Total 4.	
	Total 5.		No 39. — *p.*		
			No 40. — *r.*		
			No 41. — *s.*		
			Total 9.		

PHTHISIE AU DEUXIÈME ET AU TROISIÈME DEGRÉ (CONFIRMÉE)

	HÉRÉDITAIRE			ACQUISE	
Hommes	Femmes		Hommes	Femmes	
No 46. Obs. B.	No 54. Obs. A.		No 59. Obs. M.	No 71. Obs. A.	
No 47. — C.	No 55. — E.		No 60. — N.	No 72. — E.	
No 48. — D.	No 56. — I.		No 61. — P.	No 73. — I'.	
No 49. — F.	No 57. — O.		No 62. — R.	No 74. — O.	
No 50. — G.	No 58. — U.		No 63. — S.	No 75. — U.	
No 51. — H.			No 64. — T.	No 76. — A''.	
No 52. — K.	Total 5.		No 65. — V.	No 77. — E''.	
No 53. — L.			No 66. — X.	No 78. — I''.	
			No 67. — Y.	No 79. — O'.	
Total 8.			No 68. — Z.	No 80. — U.	
			No 69. — Z''.	No 81. — A'''.	
			No 70. — Z'''.	No 82. — E'''.	
				No 83. — I'''.	
			Total 12.	No 84. — O'''.	
				Total 14.	

Total général 61.

Morts : Hommes.... 4   dont 1 mort de l'opération de la cataracte.
  — Femmes..... 3

      Total.... 7

CHAPITRE IX

Névralgies rhumatismales, rhumatismes musculaires et articulaires chroniques.

On l'a dit déjà bien souvent, il semble que la nature à côté du mal ait placé le bien, et qu'à côté de la maladie elle ait placé le remède. Y a-t-il, en effet, rien de plus commun que les affections rhumatismales dans les pays de montagne comme l'Auvergne, et, pour le dire en passant, rien n'y est plus rare que la phthisie, je veux dire dans la commune du Mont-Dore. C'est par centaines que nous voyons arriver, chaque année ici, les Auvergnats de tout rang, de toute classe, de toute profession : celui-ci pour une névralgie, celui-là pour un rhumatisme musculaire, cet autre pour une sciatique, d'autres en non moins grand nombre pour des arthrites occupant une, deux ou plusieurs jointures. Cette grande affluence des habitants mêmes à ces sources ne démontre-t-elle pas tout de suite leur énergique et bienfaisante influence? N'est-il pas curieux de voir que c'est le département du Puy-de-Dôme qui fournit le plus de buveurs au Mont-Dore. Or, on n'a pas longtemps recours à une médication qui ne guérit pas, quand on habite et qu'on vit pour ainsi dire au milieu des pratiques de cette médication.

La pleurodynie, qui n'est elle-même qu'une forme de la névralgie, cède merveilleusement bien aux bains, aux douches de vapeur et aux douches liquides.

OBS. LXXXV. — *Névralgie faciale rhumatismale.* — Une dame d'Orléans, âgée de cinquante ans, ayant la peau fine, le tempérament nerveux et n'étant plus réglée depuis cinq ans, souffrait cruellement d'une névralgie des sinus frontaux, lorsque sur l'avis du docteur Valette elle se rendit au Mont-Dore le 2 août 1863. Le mal occupait tout le bas de la région frontale et une partie de la racine du nez. Cette douleur de tête revenait périodiquement aux moindres changements de température, sans pour cela affecter un type franchement régulier. Bien des moyens furent employés et toujours inefficacement. Cette dame jouissait d'ailleurs d'une bonne santé et n'avait absolument que cette indisposition. Une seule campagne suffit pour la faire disparaître.

La névralgie frontale n'étant pas autre chose qu'une des formes éloignées de ce que nous appelons la prédisposition catarrhale, il n'est pas étonnant que la médication thermale en triomphe aisément. Nous n'énumérerons pas tous les cas de rhumatismes traités chaque année à ces eaux, ces cas n'ayant rien de remarquable par eux-mêmes, et la plupart des eaux minérales dont la température native des sources est élevée pouvant exactement produire les mêmes résultats.

Dans la forme arthritique, dans ces cas de rhumatismes articulaires chroniques et qui laissent trop souvent les malades perclus de l'usage d'une ou plusieurs jointures importantes, c'est véritablement merveilleux de voir avec quelle facilité, quelle promptitude, sous l'action énergique des douches à la température native des sources, les doigts, les poignets, les coudes, les épaules, les genoux reprennent peu à peu leurs fonctions, et cela quelquefois en vingt-cinq ou trente jours. Ces nodus articulaires, ces engorgements synoviaux périarticulaires, ces rétractions des tendons fléchisseurs des doigts ou des membres ne résistent presque jamais, lorsque la maladie n'a pas plus de trois à quatre mois de durée. Pendant les premiers jours du traitement, les douleurs sont d'abord augmentées; quelquefois les malades sont tellement agités pendant la nuit, que nous en avons vu sortir de leur lit à trois heures du matin, tant ils étaient surexcités, celui-ci par une véritable insomnie, celui-là par suite d'une poussée à la peau, une démangeaison *sine materia*, une éruption papuleuse ou légèrement eczémateuse, le plus souvent sur les jambes ou sur les bras, au milieu du dos ou sur toutes ces parties à la fois. Au milieu d'une foule d'exemples, nous pourrons citer les deux suivants :

Obs. LXXXVI. — *Arthrite chronique généralisée.* — Une dame lymphatique et nerveuse, âgée de cinquante ans, et souffrant depuis cinq ans d'un rhumatisme articulaire qui la privait de l'usage de ses membres : elle ne pouvait ni s'habiller ni marcher sans le secours d'aides, fut envoyée à nos thermes au mois de juillet 1862, d'après les avis du docteur de la Tourette. Presque toutes les articulations sont envahies, le doigt annulaire de la main droite est rétracté dans la paume de la main, de manière à y laisser son impression digitale; si on veut le redresser, il retombe vivement comme un ressort dont on lâche la détente. Les genoux, les pieds, les épaules, les coudes, les poignets principalement et les petites articulations des doigts sont le siége de douleurs et de gonflements synoviaux, mais sans changement de couleur à la peau; il n'y a jamais de fièvre et pas de lésion au cœur.

Dès la première année cette dame reprit en partie l'usage de ses membres, si bien qu'elle n'avait plus besoin des aides dont elle se servait auparavant; ce mieux se maintint et fut fortifié par une deuxième saison, sauf une seule exception pour l'annulaire dont nous avons parlé, la rétraction du fléchisseur était telle que ce doigt n'éprouve aucune espèce de modification. Cette dame est revenue en 1864, heureuse de nous témoigner sa reconnaissance, et de faire une troisième saison qui fut tout aussi heureuse que les précédentes.

Obs. LXXXVII. — *Rhumatisme articulaire chronique généralisé, bruit de souffle aortique s'entendant dans une étendue de dix centimètres en hauteur, prédispositions catarrhales, bronchites à répétition, hémoptysies.*

Un riche cultivateur, grand, fort, nerveux et sanguin, âgé de soixantedeux ans, menant une vie essentiellement active, partagée entre l'exercice de la chasse et les travaux des champs, s'exposant à toutes les intempéries de l'atmosphère et à l'humidité des pieds en chassant au marais, contracta de bonne heure une grande disposition catarrhale et des douleurs rhumatismales. Depuis cinq ou six ans, il ne se passait pas d'hiver sans qu'il eût à éprouver des bronchites catarrhales fébriles fréquemment accompagnées d'hémoptysie et dont il ne se débarrassait guère que par le retour de la belle saison; souvent même une recrudescence se reproduisait à l'entrée du printemps. Les douleurs rhumatismales se traduisant dans le principe par des lombagos et des pleurodynies, les douleurs vagues de jointures prirent bientôt le caractère de rhumatisme articulaire subaigu avec production de bruit de souffle au deuxième temps du cœur et intermittence du pouls. La plupart des jointures, grosses et petites, furent envahies, et durant tout l'hiver de 1862, ce malade fut obligé de garder le lit souvent et la chambre toujours, toussant, crachant beaucoup et parfois du sang vermeil; l'auscultation ne révéla jamais la présence de tubercules, mais tous les signes d'une bronchite intense et généralisée. Les articulations des poignets et des doigts furent les plus endommagées. Si bien que, lorsque nous conseillâmes à ce malade de se rendre au Mont-Dore à la fin de juin 1862, il y avait quatre mois que les gens de sa maison étaient obligés non-seulement de l'habiller, mais de lui porter des aliments à la bouche, il n'y avait même pas jusqu'à l'articulation temporo-maxillaire qui ne fût douloureuse; les doigts étaient les parties les plus déformées et les plus sensibles... Immédiatement après la première saison qui dura vingt-trois jours, la bronchite et l'hémoptysie disparurent complétement et les membres reprirent suffisamment d'agilité et de force, pour que, comme dans l'observation précédente, le malade pût quitter les eaux en marchant, en s'habillant et en s'alimentant sans le secours d'aucun aide.

L'hiver suivant se passe très-bien, c'est la première fois depuis six ans que le malade ne s'enrhume pas; ce dernier phénomène est la règle après même une seule saison passée au Mont-Dore; il revint donc en 1863 et obtint encore une plus grande souplesse dans les mains, dont les doigts restent encore plus ou moins déformés, mais sans douleur; quant aux jambes et aux genoux surtout, il n'y a plus trace apparente de l'affection rhumatismale. N'oublions pas, pour compléter cette observation, qu'à chaque cure thermale, il se manifeste comme phénomène critique, vers le douzième jour du traitement, une éruption eczémateuse prurigineuse extrêmement abondante depuis la hauteur des genoux jusqu'aux extrémités des doigts de pieds; le prurit a persisté pendant cinq à six semaines après le départ des eaux, tout en perdant chaque jour de son intensité.

CHAPITRE X

De la goutte et de la gravelle.

Malgré tous les efforts que font quelques pathologistes pour vouloir faire de la goutte et du rhumatisme une seule et même affection, différente seulement sous quelques rapports, rien ne nous paraît plus dissemblable que ces deux maladies étudiées au point de vue de leur origine et même de leur traitement. En effet, la goutte est, comme on le dit plaisamment, une maladie des gens d'esprit, elle ne se trouve, à quelques rares exceptions près, que chez les individus adonnés à la bonne chère, menant une vie oiseuse et sédentaire. Au contraire, le rhumatisme, par opposition à ce que nous venons de dire, se rencontre un peu partout, mais de préférence chez les *pauvres d'esprit*, chez ceux qui mènent une vie opposée à celle de la bonne chère et que les besoins de l'exercice d'une profession manuelle exposent à toutes les intempéries atmosphériques. La goutte entraîne après elle la gravelle, les dépôts tophacés intra et extra-articulaires. Le rhumatisme produit bien aussi lui la gêne et même la soudure des articles du corps humain, mais jamais la gravelle, jamais les concrétions phosphatées dont nous parlions tout à l'heure, à moins que, comme cela se produit quelquefois, les deux affections se conjuguent entre elles.

Quoi qu'il en soit, eu égard à l'analogie de composition des eaux d'Ems, de Carlsbad, de Vichy et du Mont-Dore, il est facile de concevoir, *à priori*, que les eaux du Mont–Dore, loin d'être opposées au traitement de la goutte, trouvent souvent leur application dans cette trop rebelle entité morbide. On se rend rarement au Mont-Dore pour la goutte, parce que plusieurs autres stations thermales sont plus spécialement affectées à son traitement. Mais nous avons eu occasion de traiter ici plusieurs goutteux, et cela avec le plus grand succès ; et, il faut bien le dire aussi, nulle part on ne trouve ailleurs une aussi bonne installation balnéaire. Il va sans dire que sous l'influence du traitement thermal les concrétions gravelleuses qui se trouvent dans les reins sont entraînées dans les urines. Il y a plus, bon nombre de baigneurs rendent de la gravelle alors même qu'ils ne s'étaient jamais aperçus de cette affection.

OBS. LXXXVIII. — *Goutte héréditaire.* — M. le marquis de....., goutteux par voie d'hérédité dès l'âge de vingt-cinq ans, auquel nous donnons nos soins depuis plus de vingt-cinq ans, fréquente nos thermes tous les trois ou quatre ans, et cela depuis plus de quarante ans pour la seule maladie dont il est atteint, la goutte, et toujours avec de nouveaux bienfaits. A l'âge de soixante-quinze ans il montait encore à cheval; sans doute il n'est pas guéri, car cette diathèse est une de celles qui guérissent le moins, mais les eaux d'Auvergne éloignent les crises, procurent par conséquent plus de force, plus d'énergie et beaucoup de soulagement. Cet éminemment respectable vieillard a aujourd'hui quatre-vingts ans et serait assez bien portant s'il n'avait fait, il y a trois ans, une chute qui a été suivie d'une hémiplégie incomplète du corps et de la langue. Rappelons encore ici, comme dans beaucoup de nos observations précédentes, que jamais M. le marquis n'a contracté de rhume, ce que nous attribuons aux effets de l'eau thermale.

CHAPITRE XI

DES PARALYSIES

Nous n'avons jusqu'à présent traité au Mont-Dore que les paralysies sans lésions organiques appréciables ; nous. allons rapporter quelques-unes des observations que nous avons recueillies, dont l'une entre autres est extrêmement remarquable.

Deux fois nous avons traité des malades atteints d'ataxie locomotrice. Dans un cas, l'ataxie était bornée au membre thoracique gauche, chez un chef d'institution encore jeune et dont la maladie datait de deux ans et demi. Trois campagnes successives n'ont amené aucune espèce de résultat. Dans une circonstance, l'ataxie frappait les membres inférieurs, la maladie était plus ancienne ; le résultat d'une campagne ayant été nul, nous avons dû renoncer pour toujours à faire de nouvelles tentatives.

OBS. LXXXIX. — Une demoiselle de vingt et un ans, d'un tempérament lymphatico-sanguin et nerveux, d'une belle stature, d'une constitution irréprochable, les cheveux châtains, les yeux bleus, l'intelligence très-bonne, fut réglée à l'âge de douze ans (mars 1852). Il y eut à ce moment des pertes qui durèrent vingt jours, mais peu abondantes et sans souffrances. On fit garder le repos au lit ; il y eut alors de l'inappétence et un peu de constipation. Avril et mai, les règles vont bien et sans coliques. Juin, petite perte pendant six semaines, repos, inappétence et constipation.

Du mois de juin 1852 au mois de mai 1854, la santé est bonne ; il y a seulement de temps à autre de petits malaises, tels que maux de reins et un peu de faiblesse générale. Mais au mois de mai 1854, fièvre de quelques jours qui nécessite une application de sangsues aux cuisses.

Première apparition d'une douleur dans le flanc gauche, qui n'a jamais cessé entièrement depuis cette époque.

Tel était l'état où se trouvait cette demoiselle, quand, à la fin de l'année 1856, le 13 novembre, il lui fallut s'aliter par suite de grandes coliques accompagnant l'époque menstruelle, qui fut aussi abondante qu'à l'ordinaire. Ces coliques durèrent un jour entier, et le lendemain tout semblait fini, quand, dans la nuit du 14 au 15, la malade fut atteinte par la grippe qui régnait épidémiquement.

Mais, douze à quinze jours auparavant, la malade se trouvant, à un grand dîner, placée entre deux portes, eut chaud et très-grand froid. C'est là la seule cause appréciable de la maladie.

En quelques jours la céphalalgie et le mal de gorge cessèrent ; mais tout se porta dans le ventre en donnant naissance à tous les symptômes de la péritonite subaiguë : fièvre, pouls fréquent et petit, nausées, constipation, ballonnement et sensibilité du ventre, surtout dans tout le côté gauche et vers la région ovarique, où la moindre pression augmente la douleur. Constipation permanente depuis cette époque. (Émollients de toutes espèce, onguent napolitain à haute dose, calomel à l'intérieur, cataplasmes de poudre de ciguë et de belladone, puis large vésicatoire sur le ventre, pansé avec l'onguent napolitain et l'extrait de belladone, purgatifs de toute espèce.) L'élément fébrile s'apaisa, mais la douleur demeura tout aussi vive dans le flanc gauche et dans la région de la fosse iliaque du même côté.

Les règles du mois de décembre parurent seulement un jour au lieu de quatre à cinq, et ne firent que marquer. Au mois de janvier, elles revinrent avec abondance sans amener aucun changement dans la douleur abdominale, mais il n'y eut plus de fièvre.

A partir du mois de janvier, elle souffrit horriblement, ne marchant qu'avec peine et ne pouvant rester assise sans avoir les jambes élevées ; elle ressentait un poids énorme au siége.

Les règles manquent pendant quatre mois (février, mars, avril, mai) ; l'appétit est nul, la soif ardente, le pouls petit, sans fièvre ; jamais de céphalalgie, de toux, de battements de cœur, d'oppression. Grande pesanteur sur le siége ; impossibilité de marcher ; douleur contuse augmentant par la pression à deux travers de doigt au-dessus de la rotule, à la jonction des fibres charnues des muscles de la cuisse avec les fibres aponévrotiques et tendineuses. Ces douleurs précèdent d'environ un mois la paralysie générale, qui commence au mois de mars par la paralysie des doigts de pieds du côté gauche. En quelques jours, le pied, puis la jambe, la cuisse et enfin l'abdomen jusqu'à la hauteur de la zone ombilicale, tout est envahi ; perte complète absolue du mouvement et du sentiment avec refroidissement des membres ; des aiguilles en platine traversent l'épaisseur des chairs sans développer de douleur ; la constipation est de plus en plus opiniâtre.

10 *avril* 1857. Une exploration attentive dénote : 1º l'intégrité parfaite des organes sus-diaphragmatiques, à part la soif et l'inappétence ; 2º quelques points douloureux à la pression sur le trajet des apophyses épineuses dorso-lombaires, et quelques-unes du bas de la région cervicale ; 3º la douleur ordinaire du flanc gauche en avant du rein, avec prolongement vers l'ovaire de ce côté, grande pesanteur de reins, jamais de leucorrhée ; 4º un volume plus gros du col et du corps de l'utérus ; la pression sur la face postérieure du corps est douloureuse. L'S iliaque et le rectum sont comme bourrés de matières dures et tassées les unes sur les autres, qu'il faut enlever péniblement avec le doigt et une curette, attendu que, depuis longtemps, les lavements ne font plus rien. On ne saurait constater la présence d'une hématocèle périutérine.

Au spéculum, on voit le col d'un rouge vif un peu entr'ouvert, la lèvre inférieure érodée recouverte d'un peu de mucus transparent et adhérent.

L'époque de mai ne venant pas, c'était le quatrième mois, j'applique directement six sangsues sur le col, nonobstant les érosions. Les règles revinrent le mois suivant et reprirent pour toujours leur cours périodique. La pesanteur du siége diminue, mais la paralysie gagne l'œsophage ; aucun corps solide ne peut passer et souvent les liquides se trompent de route. Soif vive, dégoût pour toute espèce d'aliment ; l'analyse des urines ne dénote ni albumine ni sucre.

Traitement : Frictions de toute espèce sur la colonne vertébrale et sur le membre paralysé, nombreuses applications de ventouses sèches, puis scarifiées sur la colonne vertébrale, marteau de Mayor, vésicatoires volants pansés avec l'onguent napolitain sur tout le trajet de la colonne vertébrale, puis avec la morphine ; frictions avec l'huile de croton, puis avec la pommade stibiée sur le ventre et le flanc ; pommade ammoniacale sur le rachis et au chloroforme, teinture d'iode pure sur l'abdomen ; vésicatoires volants, trois cautères aux lombes sur le côté gauche correspondant à la douleur ; 150 bains de toute espèce au son, à l'amidon, à la potasse, à la gélatine, à l'alcool, aux herbes aromatiques, puis, narcotiques, feuilles de jusquiame et feuilles de laurier, bains de vapeur de même nature ; eau de mer, hydrothérapie, affusions froides pendant vingt-cinq jours, etc. A l'intérieur, belladone, atropine, sulfate d'atropine, portés successivement jusqu'à dose toxique. Eau naturelle de Spa, de Contréxéville, de Pougues, de Vichy, de Bussang, de Seltz, de Pullna. de Sedlitz, etc. Extrait de noix vomique depuis 3 centigrammes jusqu'à 75 centigrammes à la fois par jour (trismus alors, mais pas de mouvement dans le membre paralysé); plus tard le sirop de sulfate de strychnine est repris jusqu'à dose toxique; pas de résultat. Le corps est enveloppé de flanelle, puis de taffetas gommé; le lait est donné sous toutes les formes; les urines deviennent très-limpides; il y a des sueurs forcées, mais pas de changement. La valériane, le valérianate d'ammoniaque, les perles d'éther, le castoréum, le camphre, l'assa fœtida, l'opium, le musc à haute dose, les gouttes noires anglaises, la poudre de Dower, tout est donné et pris sans aucun résultat.

La soif, l'anorexie, la douleur de flanc, la constipation et la paralysie persistent et augmentent.

Massage du membre paralysé, acupuncture, puis électropuncture, puis faradisation avec la pile à auge, puis celle de M. Duchenne (de Boulogne) celle de Bunsen; contractilité musculaire conservée, mais résultat nul. On cesse tout remède. La malade est mise exclusivement au lait d'ânesse, puis à celui de chèvre, aux bains de Pennès. Le mal semble rester stationnaire pendant dix-huit ou vingt jours.

Arrivé à Paris le 1er juin, consultation où se trouvaient entre autres le professeur J. Cruveilhier et M. Duchenne, de Boulogne. Les consultants, après avoir parcouru la liste des médicaments prescrits, déclarent qu'il n'y a plus d'autre médication à tenter que l'eau froide ou les eaux chaudes. Toutefois, M. Duchenne électrise lui-même la malade jusqu'au pharynx ; n'obtenant aucun résultat, il y renonce au bout de huit jours.

La malade est alors confiée aux soins d'un médecin, à la tête d'un grand établissement hydrothérapique, sous la surveillance de M. J. Cruveilhier. Tous les moyens dont dispose l'établissement sont successivement mis en usage. Le mal qui était stationnaire s'étend et gagne le membre inférieur droit en commençant par les orteils, précédé, comme pour l'autre membre, par une douleur contusive, située transversalement un peu au-dessus de la rotule. Bientôt la malade urine involontairement d'abord, puis avec la plus grande difficulté; la paralysie gagne le bras gauche et la dysphagie fait des progrès. Les règles parurent comme à l'ordinaire pendant les pratiques hydrothérapiques qui furent continuées même pendant cette époque critique sans troubler la fonction menstruelle.

Pendant les trois semaines d'hydrothérapie, le mal a fait plus de progrès qu'il n'en avait fait pendant les trois mois précédents. Nouvelle consultation. Ordonnance : repos pendant dix-huit à vingt jours, une saison aux eaux de Baréges.

Pendant les dix-huit jours de repos, la malade ne peut plus uriner qu'avec le secours de la sonde, et bientôt on lui apprend à faire l'opération elle-même.

Le 3 août 1837, départ pour les Pyrénées. Émotion très-vive entre Bordeaux et Dax. Première attaque nerveuse sans perte de connaissance, avec embarras dans la parole et oppression.

Quarante-huit heures après l'arrivée à Baréges, la malade ne parle plus, la langue reste immobile dans la bouche et insensible, la dysphagie est telle qu'on ne peut faire boire que quelques cuillerées de liquide, répugnance invincible pour le vin ; l'oppression prend un tel caractère de gravité que les médecins ordonnent de quitter sur-le-champ les montagnes et de redescendre dans la plaine.

La pauvre malade, après un voyage si long, si pénible et devenu inutile, revient au milieu de la nuit au sein de sa famille, dans un état tel qu'on fit à la fois demander le médecin et le prêtre.

Evanouissement de plusieurs heures, trois, quatre, cinq, quinze, vingt et jusqu'à quarante-cinq heures; la malade conserve cependant la conscience de ce qui se passe autour d'elle, mais il y a insensibilité générale à tous les stimulants, mâchoires serrées, mouvement convulsif dans les parties qui ne sont pas le siége de la paralysie, pas de cris, pas de stertor, pas d'écume à la bouche, mais oppression comme si le diaphragme ne pouvait plus fonctionner. L'oppression diaphragmatique revient souvent dans l'intervalle des crises, et la malade est complétement paralysée du mouvement et du sentiment :

1º Des deux membres inférieurs ;

2º Du membre thoracique gauche jusqu'à la hauteur de la clavicule;

3º De la vessie et du rectum ;

4º De la langue et de la moitié gauche du voile du palais;

5º De la moitié gauche du pharynx et d'une partie de l'œsophage ; un liquide très-chaud ou très-froid ne détermine que peu ou point de sensation;

6º Du larynx;

7º Du nerf olfactif gauche et auditif droit;

8º D'une partie du pneumo-gastrique. La malade n'a plus que la main droite libre qui lui sert à exprimer ses pensées en écrivant sur une ardoise. Le bruit respiratoire est nul, si ce n'est de temps à autre, où il offre à l'oreille un bruit saccadé; les facultés de l'entendement sont intactes.

Toute espèce d'alimentation est impossible, le bouillon ne peut plus passer, ainsi que le lait. Pendant six mois le malade ne vit que d'eau sucrée froide, de lavements de lait, de bouillon et de vin de Bordeaux.

Sous l'influence de l'eau sucrée, l'émail des dents se trouve rongé à la hauteur du collet. L'eau sucrée est remplacée par de l'eau pure. Alors l'érosion qui embrassait le collet des dents incisives et canines, à la manière d'un sillon circulaire, ne paraît plus faire de progrès.

L'hiver et le printemps se passent dans des alternatives d'angoisses inexprimables pour tous ceux qui entourent la malade; vingt fois elle est morte, vingt fois elle vit encore! Nous arrivons à la fin de juin 1858.

Amaigrissement extrême; les muscles, paralysés, semblent avoir disparu, et les os sont comme enveloppés d'une peau parcheminée; refroidissement des extrémités; continuation et aggravation, s'il est possible, de tous les accidents relatés.

La malade étant vouée à une mort certaine, surtout par l'inanition, je propose de tenter un voyage aux eaux du Mont-Dore, dont MM. Bertrand m'avaient appris à connaître les effets dans certains cas désespérés de paralysie.

Nouvelles crises pendant le voyage; l'éther à profusion, l'ammoniaque, les sinapismes multipliés, les frictions de toute espèce, tout est inutile. Les mâchoires sont serrées, le pouls petit et misérable, fréquent, sans chaleur à la peau; il y a impossibilité de faire avaler une goutte d'eau à la malade. C'est alors que j'imagine d'insuffler par les narines une certaine quantité de camphre, et en même temps je fis des affusions d'éther pur sur le visage, aux narines et jusque dans les oreilles ; la malade revint à force de frictions de toute espèce, et je pus lui faire avaler quelques cuillerées d'eau sucrée. C'est dans cet état qu'elle arrive au Mont-Dore, le 27 juin au soir.

Après deux jours de repos, nous commençons le traitement thermal par des bains entiers de quelques minutes, de petites ingestions d'eau de la Madeleine et nous attaquons par des douches variées pour la force et pour le nombre de jets les muscles paralysés. Le membre thoracique gauche étant le dernier paralysé et la force des muscles fléchisseurs l'emportant sur celle des extenseurs, les douches sont exclusivement dirigées sur la face palmaire des doigts et sur le trajet des muscles fléchisseurs. Dès le cinquième jour de traitement, de petits mouvements oscillatoires se manifestent dans les doigts paralysés sous le choc de la douche, et les mouvements partiels se conservent le reste de la journée; ils augmentent le septième et le huitième jour, de telle façon que chaque séance amène un résultat. En même temps que les mouvements reviennent, la sensibilité reparaît, les doigts se fléchissent complétement et marquent dans la paume de la main l'empreinte de leurs extrémités onguéales. Veut-on les relever, ils reviennent dans la flexion comme autant de ressorts. Mais bientôt les muscles extenseurs des doigts et de la main sont attaqués et, en quelque sorte, disséqués un à un par la douche, et, comme leurs antagonistes, en quelques jours ils s'ébranlent, oscillent et reprennent toutes leurs fonctions. Nous avions alors la clef d'une thérapeutique puissante et tellement efficace que nous pouvions jour par jour constater les effets à l'œil, le compas et la mesure à la main. Au vingt-sixième jour le membre thoracique gauche avait si bien récupéré toutes ses fonctions que la malade put exécuter toute espèce de mouvements et enfiler une aiguille de la main gauche.

Après quelques jours de repos nécessité par l'apparition des règles, le traitement est repris sur le membre inférieur droit, et, en vingt-huit jours, la sensibilité et le mouvement reviennent comme par enchantement, et toujours région par région, en procédant de bas en haut. Pendant cette seconde période, la langue, immobile et insensible aux agents vulnérants, est aussi l'objet d'un traitement spécial qui est suivi du meilleur résultat; d'abord de petits mouvements vibratoires, puis l'élongation particlle précèdent le plein exercice de cet organe; mais la parole est nulle. Encouragé par de tels succès, ce fut alors que, pour la première fois au Mont-Dore, j'imaginai de porter la douche dans la cavité pharyngienne, la langue étant préalablement abaissée avec l'indicateur de la main gauche. L'eau thermale arrive dans l'arrière-gorge avec une chute de six mètres, tombe en partie dans l'œsophage, en partie dans le larynx et rejaillit par les fosses nasales en jetant la malade dans des angoisses faciles à comprendre.

Au bout de deux septénaires, la dysphagie avait cessé et la voix revenait, mais faible et voilée. Une petite douche très-piquante et très-chaude, portée directement sur le devant du larynx, en même temps qu'une autre agit comme nous venons de dire précédemment, ramène bientôt la voix, et avec celle-ci la faim. La malade peut prendre alors des consommés et du vin de Bordeaux; le vin, qu'elle avait en horreur depuis le commencement de la maladie, est l'objet de ses délices, et nous arrivons à en donner jusqu'à deux bouteilles dans les vingt-quatre heures, en commençant par de petites doses. Puis enfin la malade prend des potages, mais elle éprouve beaucoup de difficulté à avaler de la viande : elle se borne à la mâcher et à la sucer.

Dans cette première saison nous avions obtenu les résultats suivants :

    1° Rétablissement complet du membre supérieur gauche;
    2°   Id.   du membre inférieur droit;
    3°   Id.   de la langue;
    4°   Id.   de la parole;
    5° Cessation incomplète de la dysphagie;
    6° Retour de l'appétit.

Nous fîmes faire une paire de béquilles, et la malade quitta le Mont-Dore après soixante et un jours de résidence, debout et marchant avec le concours de ses béquilles. N'oublions pas qu'un grand obstacle à la marche, et même à la station debout, ce fut la persistance de ces sommeils léthargiques dont nous avons parlé ; ils avaient perdu en durée, mais ils se reproduisaient fréquemment dans la station debout, et cessaient promptement en plaçant un flacon d'éther sous la narine droite, car la narine gauche est toujours insensible aux odeurs.

Cette amélioration inespérée dans l'état de la malade se conserve pendant les dix mois qui nous séparent de la saison suivante ; c'est-à-dire que, pendant tout ce temps, la maladie ne fit plus de progrès, et le mieux que nous avions obtenu au départ des eaux se conserva tel jusqu'au 25 juin 1859, sans progresser dans un sens ou dans l'autre.

La paralysie du membre inférieur gauche fut l'objet de la saison de 1859. En effet, comme on devait s'y attendre, il ne fallut pas moins de cinquante jours pour rétablir l'intégrité presque complète de ce membre. Pendant cette seconde année, les béquilles sont abandonnées au Mont-Dore même, et mademoiselle X... marche en boitant très-peu, ce qui tient à ce que le mouvement d'extension du pied sur la jambe est incomplet. Les petits sommeils dont nous avons parlé et qui existent encore cette année, de façon à rendre toujours la marche incertaine sans le secours du bras d'une personne, sont vaincus par l'action des douches à piston dirigées perpendiculairement dans la direction du bulbe rachidien et vers la base du cervelet.

La fin de l'année 1859 se passe très-bien ; mais au commencement de 1860, la douleur sus-ovarienne gauche, qui a toujours plus ou moins persisté depuis le commencement de la maladie, en s'irradiant dans le flanc, augmente et rend la marche plus difficile ; la constipation est des plus opiniâtres, ainsi que la rétention d'urine.

De la fin du mois d'avril à la fin du mois de juin, mademoiselle X... sort très-peu et ne marche que dans la maison par suite de la douleur abdominale. Elle n'urine qu'avec la sonde dont elle se sert avec une grande dextérité, et éprouve à la sortie des dernières gouttes d'urine un très-petit sommeil, qui cesse aussitôt qu'on lui a fait flairer par la narine droite quelques gouttes d'éther. L'urine ne sort de la sonde que lentement, en bavant, et tombe verticalement dans le vase.

Le 25 juin 1860, elle se rend pour la troisième fois au Mont-Dore.

Dès l'année précédente, nous avions cherché à combattre la paralysie vésicale par les douches portées au pourtour du bassin et mettant en usage la sonde en gomme à double courant de M. Jules Cloquet, nous avions fait des irrigations dans le réservoir urinaire : nous n'avions obtenu qu'une seule chose, c'est que, deux ou trois fois la malade, se sondant elle-même dans le bain, avait remarqué qu'en retirant la sonde pendant l'écoulement de l'urine, le liquide avait continué de couler très-faiblement, mais sans que le réservoir se vidât entièrement.

Cette année, nous avons remplacé la sonde en gomme par une sonde métallique à double courant que nous avons fait construire par M. Charrière, dans de plus grandes dimensions que la sonde de femme ordinaire; l'un des yeux de cet instrument est très-large, l'autre est remplacé par une multitude de trous disposés en arrosoir. Les diverses variétés de douches furent de nouveau portées sur tout le pourtour du bassin sous des angles tantôt droits, tantôt aigus, les unes dans le rectum, les autres dans le vagin, et pendant cinq à six minutes dans la vessie même.

Le dix-huitième jour du traitement, pour la première fois la malade s'aperçoit que le liquide revient entre la sonde et les parois du canal; le vingtième jour le liquide ne sort plus en bavant par l'instrument, il est projeté le vingt-quatrième jour. L'eau thermale laissée dans la vessie revient dans le bain aussitôt que le cours a été établi par l'introduction préalable de l'instrument, que la malade retire aussitôt. Le vingt-cinquième jour, pour la première fois, la malade urine sans instrument dans le bain, et, hors du bain, il lui faut introduire la sonde pour commencer l'expulsion du liquide; l'instrument retiré, la vessie se vide moins incomplétement.

Enfin, le vingt-septième jour du traitement, elle était radicalement guérie.

Pendant cette troisième saison, la malade maigrit beaucoup, mais les muscles se développent extraordinairement, les forces reviennent sous l'influence du sommeil réparateur et d'une alimentation convenable; la malade monte et descend les escaliers avec la plus grande légèreté; elle fait des promenades autour du Mont-Dore et peut gravir des pentes assez roides. Il ne reste plus que l'anesthésie du nerf olfactif gauche et toujours un peu de douleur sus-ovarienne du même côté.

RÉFLEXIONS. — Cette observation est bien longue, malgré tout ce que nous avons pu abréger, mais il ne faut pas oublier qu'elle embrasse une période de quatre ans.

De quelle nature était donc cette paralysie générale?

Nous ne parlerons pas de tout ce que nous avons pu supposer dans le principe avec les collègues qui ont vu la malade, mais les suites ont prouvé que nous avions affaire à une paralysie sans lésion organique appréciable. La jeune malade n'est pas et n'a jamais été nerveuse, et cependant nous avons assisté à une série d'accidents qui se lient à la paralysie hystérique. Sans nier l'influence de cette cause, nous pensons que l'élément rhumatismal n'est pas resté étranger à la production de tous ces accidents. N'oublions pas que l'anesthésie a suivi une marche centripète, qu'elle a commencé par les extrémités périphériques des nerfs et qu'elle a, pour les deux membres inférieurs, été précédée par des douleurs contuses, augmentant par la pression dans la partie tendineuse et aponévrotique des membres inférieurs, et qu'enfin nous retrouvons comme cause occasionnelle de la maladie un refroidissement, le corps étant en sueur. La nullité des innombrables moyens mis en usage d'une part, et l'efficacité si rapide des eaux thermales du Mont-Dore de l'autre, militent encore en faveur de cette dernière cause ; car l'action de celles-ci dans le rhumatisme est incontestable et incontestée. Ce qui n'est pas moins digne de remarque, c'est l'amélioration obtenue sur place, c'est-à-dire pendant la cure, l'état stationnaire de la maladie hors de la cure thermale, et cela se reproduisant trois fois durant l'espace de trois ans. Notons aussi qu'au lieu de porter nos moyens d'action sur le centre nerveux cérébro-spinal et de là les étendre du centre à la circonférence, nous avons suivi une marche inverse en attaquant d'abord les extrémités digitales des membres, pour remonter progressivement de région en région jusqu'au tronc. Il n'est pas jusqu'à l'anesthésie de la vessie et de l'intestin qui n'ait été attaquée directement, en procédant de l'intérieur à l'extérieur et avec le même succès.

Enfin, et c'est par là que nous terminons, on n'a pas oublié que notre malade a vécu pendant six mois presque exclusivement d'eau sucrée ; or, sous cette influence, toutes les dents situées à la partie moyenne des mâchoires ont été prises d'un commencement de carie sèche, intéressant tout le pourtour du collet de la dent à la manière d'un sillon circulaire, avec de nombreuses petites érosions sur l'émail de la facette antérieure. Nous avons remplacé l'eau sucrée par de l'eau pure, et ce travail désorganisateur n'a pas continué.

Obs. XC. — Madame J..., âgée de vingt-sept ans, ancienne domestique, d'un tempérament sanguin, bien réglée et bien portante, fut prise, deux ans après son mariage, à la suite d'un refroidissement, d'un commencement de paralysie dans les membres inférieurs : le pied, la jambe, la cuisse du côté droit, puis les mêmes parties du côté gauche furent successivement envahies; en quelques semaines, la paralysie atteignit les membres supérieurs, d'abord la main, l'avant-bras, puis le bras du côté droit, et, en dernier lieu, les mêmes parties du côté gauche. Après avoir reçu les soins éclairés de plusieurs docteurs, entre autres de MM. Orillard et Guérineau, la faradisation fut essayée sans plus de succès par l'un d'eux; la malade se rendit au Mont-Dore le 1er août 1860, paralysée des quatre membres depuis plus de huit mois.

La sensibilité est seulement affaiblie dans les quatre membres, mais le mouvement y est entièrement aboli; il y a atrophie surtout dans les membres abdominaux, et refroidissement sans fourmillement; il n'y a aucun point douloureux sur la colonne vertébrale même à la pression. La vessie, le rectum et l'utérus remplissent leurs fonctions comme dans le plus parfait état de santé, pas de lésions apparentes dans aucun organe, toutes les fonctions se font bien.

Le même traitement fut appliqué comme dans l'observation précédente, en attaquant par la douche les parties des membres paralysées les dernières; seulement, la malade ayant toutes les apparences de la force et de la bonne santé, la pression de la douche fut doublée; en quelques jours, de petits mouvements se manifestèrent d'abord dans les doigts, puis dans la main et l'avant-bras, et bientôt le même traitement ramena les mouvements dans les membres inférieurs chaque jour graduellement et séance par séance. Bientôt les séances furent doublées dans la journée; et dès le vingt-huitième jour du traitement, la malade pouvait manger seule, se moucher, écrire et se rendre à l'église du Mont-Dore à pied. Elle quitta les eaux le 4 septembre, écrivant une lettre de sa propre main à sa sœur, pour lui annoncer son arrivée. Cette femme, qui est loin d'être dans l'aisance, est venue nous voir en février et mai 1861, nous remercier des soins que nous lui avions donnés; la guérison s'est maintenue, il n'y a qu'un peu de faiblesse dans les articulations ginglymoïdales.

Obs. XCI. — Un fabricant d'orgues pour les églises vint au Mont-Dore pour s'y faire traiter d'une affection de poitrine. Neuf ans auparavant cette personne avait eu le doigt annulaire de la main gauche étroitement serré dans une porte, il en résulta une petite plaie circulaire très-profonde à la face palmaire. Cet accident fut suivi de l'anesthésie presque complète de l'extrémité de ce doigt dans toute la partie sous-jacente à la cicatrice. Pendant le cours du traitement thermal suivi pour la maladie de poitrine, et dont les grands bains faisaient la base, la sensibilité revint complètement dans ce bout de doigt, au grand éton-

nement et du malade et du médecin; car j'appris à la fois et l'accident
et la guérison.

Obs. XCII. — La fille d'un cultivateur du département du Lot, âgée de
dix-sept ans, très-lymphatique, pâle, un peu bouffie et ayant les jambes
œdématiées, arrive au Mont-Dore à la fin de juin, après avoir passé
dix-huit jours aux bains de Vichy. Le traitement thermal de Vichy a
amélioré l'état général, mais n'a rien opéré sur les membres paralysés.

Cette fille est malade depuis deux ans; réglée irrégulièrement à
seize ans, elle éprouve maintenant un retard de deux mois. Son père
attribue la maladie à des alternatives de chaud et de froid, et c'est
surtout depuis sept à huit mois qu'elle est devenue impotente des
membres inférieurs d'abord, puis des supérieurs. Cependant la sensibilité est bien conservée, mais les membres manquent de force, au
point que la station verticale est presque impossible, et quand la malade est assise il lui est impossible de se relever; elle ne peut serrer
que faiblement les objets qu'on lui présente dans la main.

Nous ne savons si les muscles se contractent sous l'influence de
l'électricité. Les membres inférieurs sont encore œdématiés jusqu'aux
genoux; il n'y a pas d'affection du cœur, ni du foie, ni des reins; il y
a tendance à l'anémie.

La malade fut soumise au traitement du Mont-Dore pendant cinq
jours seulement, et cependant une amélioration très-notable se mani-
festa dans les muscles paralysés; la malade ne pouvait pas encore se
relever de dessus sa chaise, mais une fois dans la station verticale,
elle pouvait facilement sur un plan horizontal, et seule, parcourir
100 à 150 mètres sans perdre l'équilibre. Les mains aussi accusaient
un peu plus de force; malheureusement, le père avait hâte de rentrer
chez lui, où l'appelaient des affaires pressantes; d'un autre côté, il
survint des furoncles et un volumineux abcès critique au-devant de
la hanche, ce qui ne permit pas de continuer le traitement. Nous
ne doutons pas, après les faits précédents, que nous n'ayons obtenu
un résultat complet et bien satisfaisant.

Ces faits n'ont, d'ailleurs, rien de bien extraordinaire; d'a-
bord, M. Bertrand père en a fait connaître de fort curieux, et,
en remontant dix-huit siècles en arrière, nous lisons dans saint
Jean, v, 2-4 : « Il y a à Jérusalem, près de la porte des *Brebis*,
la piscine qui est nommée en hébreu *Bethesda*. Elle avait cinq
portiques, dans lesquels étaient couchés un grand nombre de
malades, d'aveugles, de *boiteux*, de ceux dont les membres sont
desséchés, qui tous attendaient le mouvement de l'eau. Car

un ange du Seigneur descendait en certain temps dans la piscine et remuait l'eau. (Discours de l'Académie française, séance du 23 août 1860.)

Nous n'avons pas fait autre chose que d'imiter l'ange et de remuer l'eau, précisément dans les bains dits de Saint-Jean.

FIN

TABLE DES MATIÈRES

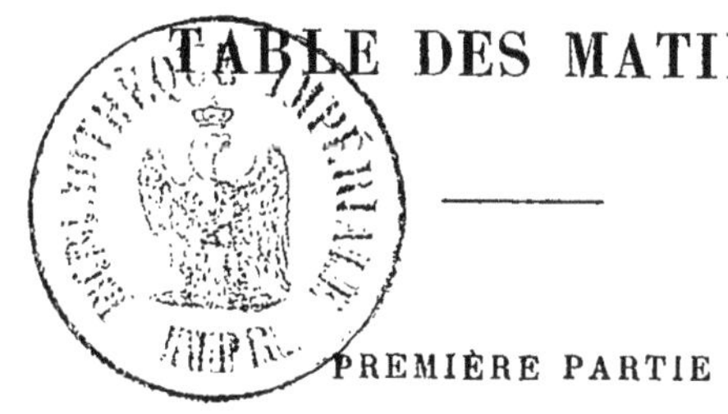

PREMIÈRE PARTIE

HISTORIQUE DES EAUX DU MONT-DORE. — LEUR COMPOSITION CHIMIQUE. — CONSIDÉRATIONS GÉNÉRALES SUR LES EFFETS DE CES EAUX.

 TABLE DES MATIÈRES

FIN DE LA TABLE DES MATIÈRES

IMPRIMERIE L. TOINON ET C", A SAINT-GERMAIN.

www.ingramcontent.com/pod-product-compliance
Ingram Content Group UK Ltd.
Pitfield, Milton Keynes, MK11 3LW, UK
UKHW021931070726
13614UKWH00001B/364